Susanna Lübcke, Anne Söller

Emotionalkörper-Therapie

Susanna Lübcke, Anne Söller

Emotionalkörper-Therapie

Ganzheitliche Heilung durch das liebevolle Annehmen aller Gefühle

Kösel

Sollte diese Publikation Links auf Webseiten Dritter enthalten, so übernehmen wir für deren Inhalte keine Haftung, da wir uns diese nicht zu eigen machen, sondern lediglich auf deren Stand zum Zeitpunkt der Erstveröffentlichung verweisen.

Die Anleitungen, Informationen und Empfehlungen in diesem Buch sind sorgfältig geprüft und recherchiert worden. Sie beruhen auf den ärztlichen und physiotherapeutischen Erfahrungen der Autorinnen. Wir empfehlen Ihnen, bei ernsthaften Beschwerden oder Erkrankungen ärztlichen Rat einzuholen, den dieser Ratgeber nicht ersetzen kann. Autoren und Verlag übernehmen keine Haftung für eventuelle Nachteile oder Schäden, die aus der Anwendung der in diesem Buch beschriebenen Methode erwachsen sollten.

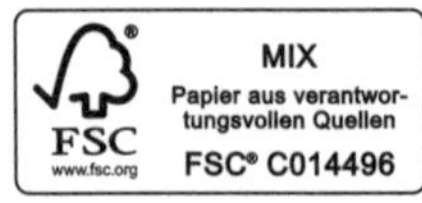

Verlagsgruppe Random House FSC® N001967

Neumarkter Str. 28, 81673 München
Umschlag: Weiss Werkstatt, München
Umschlagmotiv: © shutterstock/Markovka | BildNR. 209400082
Außenredaktion: Imke Oldenburg, Bremen
Satz: Buch-Werkstatt GmbH, Bad Aibling
Druck und Bindung: GGP Media GmbH, Pößneck
Printed in Germany
ISBN 978-3-466-34741-4
www.koesel.de

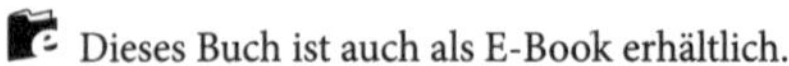
Dieses Buch ist auch als E-Book erhältlich.

Inhalt

Vorwort zur überarbeiteten Neuausgabe 11

Einleitung: Was uns die Emotionalkörper-Therapie gelehrt hat 13
Annes persönliche Erfahrung mit der EKT 15
Susannas persönliche Erfahrung mit der EKT 16

Emotionalkörper-Therapie: Was verstehen wir darunter? 20
Wirkungsweise 21
Der Emotionalkörper 25
Emotionalkörper-Therapie als Lebensprinzip 26

Grundlagen der Emotionalkörper-Therapie 28
Die Wertschätzung von Gefühlen 28
Die Transformation der Gefühle 28
Die Transformation des Schmerzes 32
Beispiel: Hexenschuss 32
Die Transformation der Angst 34
Über das Nein und das Ja 36
Die Kraft der Dankbarkeit 38
Die Kraft der Vorstellung 39

Anwendung der Emotionalkörper-Therapie 41
Anwendungsebenen der Emotionalkörper-Therapie 42
In welchen Fällen würden wir die Emotionalkörper-Therapie nicht anwenden? 45
Wie wenden wir die Emotionalkörper-Therapie an? 46

Vorgehensweise der Emotionalkörper-Therapie 50
Die einzelnen Schritte im Überblick 50
1. Vorgespräch 51
2. Bequeme Position 51
3. Augen schließen 52
4. Atmung 52
5. Energiefluss-Unterstützung durch den Begleiter 53
6. Innere Anbindung 54
7. Bitte um Unterstützung 55
8. Der Weg nach innen 56
9. Die vier Schritte 60
10. Positive Gefühle einladen 67
11. Danken 68
12. Hilfen und weiterführende Maßnahmen 69

Fallbeispiele 72
Detailliertes Protokoll einer Therapiesitzung 72
Körperliche Ebene 77
Emotionale Ebene 95
Mentale Ebene 113
Spirituelle Ebene 124
Alle Ebenen: Die Pianistin 142
Emotionalkörper-Therapie im Alltag 154

Die Emotionalkörper-Therapie mit Kindern und Jugendlichen 159
Die Emotionalkörper-Therapie einem Kind erklärt 161
Und so geht's 162
Die Begleiterin an deiner Seite 163
In der EKT gibt es nur richtige Gefühle 165
Eine Emotionalkörper-Therapie ohne Begleiterin, nur mit dir selbst 166

Vorgehensweise mit Kindern 166
Vorgespräch 166
Nimm eine bequeme Position ein 168
Schließe deine Augen 168
Lenke deine Aufmerksamkeit auf deinen Atem 169
Verbinde dich mit dem, was dir Kraft gibt oder was dir heilig ist 169
Sage laut: »Ich bitte um Hilfe und Unterstützung« 170
Der Weg nach innen 171
Die vier Schritte der Emotionalkörper-Therapie 172
Ausklang der EKT-Begleitung 173
Ein aufbauendes Gefühl einladen 173
Danken 175
Nachbearbeitung 175
Erläuterungen zu den vier Schritten 176
Zugang zum eigenen Selbst 182
Das innere Kind 183
Wie Blockaden in der Kindheit entstehen 185
Die Kraft der Vergebung 187
Die Begrüßung des Herzens 188
Die Einstellung der EKT-Begleiterin zum Kind 191
Verbinden Sie sich mit etwas, was Ihnen Kraft gibt oder heilig ist 191
Fühlen Sie Empathie 192
Betrachten Sie sich als Begleiterin 193

Fallbeispiele mit Kindern 195
Fallbeispiele verstehen 195
EKT mit kleinen Kindern 199
EKT mit größeren Kindern 213

Zum Schluss 236
Danksagung 238
Über die Autorinnen 239

Fallbeispiele

Mit Ewachsenen 72

Bauchweh 77

Tinnitus 78

Heilung einer Grippe 79

Rückenschmerzen 81

Migräne 87

Gespräch mit einem Ungeborenen 89

Herzschmerzen 90

Übergewicht 92

Emotionales Essen und Essstörung 93

Heißhunger 95

Die Kathedrale meines Herzens 95

Angst vor Chemotherapie 96

Wut 97

Tiefe Traurigkeit 98

Liebeskummer 100

Begleitung zu einem Wohlgefühl 105

Im Herzen erlebte Dankbarkeit 106

Das halbe Herz 107

Der Babyneid 109

Die Angst in der Kinderwunschzeit 111

Geldsorgen 113

Angst vor Anästhesie 114

Angst vor Herzinfarkt 114

Angst vor Überfällen 117

Begleitende Maßnahme zur Chemotherapie 118

Talentblockade 121

Entscheidungshilfe 121

Eine spirituelle Erfahrung 124

Angst vor Veränderung 126

Der Weg zu mir selbst 127

Traumdeutung 128

Die Vereinigung von Kopf und Herz 129

Die Suche nach dem Sinn des Lebens 131
Der Schritt auf die andere Seite 133
Sterbebegleitung 135
Sorge um den Sohn 137
Der Tod meiner Mutter 138
Der Tod einer Freundin 140
Mit Kindern 195
Der Sturz aufs Knie (2 Jahre) 199
Magen-Darm-Infekt (3 Jahre) 200
Gespenster (5 Jahre) 201
Albtraum Schlange (3 Jahre) 203
Bauchkrämpfe (6 Jahre) 203
ADHS 1 (8 Jahre) 205
ADHS 2 (9 Jahre) 208
Prüfungsangst (8 Jahre) 209
Ängste (9 Jahre) 211
Der hartnäckige Husten (10 Jahre) 213
Schulterschmerzen (13 Jahre) 215
Gina klaut (10 Jahre) 218
Schlafstörungen (10 Jahre) 221
Höhenangst (13 Jahre) 222
Eigenverantwortung übernehmen (13 Jahre) 224
Die Mauer ums Herz (15 Jahre) 226
Wut auf die Eltern (10 Jahre) 228
Abgrenzung zum Vater (15 Jahre) 230
Angst, das Elternhaus zu verlassen (18 Jahre) 233

Vorwort zur überarbeiteten Neuausgabe

Als wir vor dreißig Jahren die EKT entwickelten, suchten wir nach einem umfassenden Krankheits- und Heilungskonzept, das unsere medizinische Ausbildung ergänzen könnte, vor allem jedoch ein Konzept, in dessen Mitte die in jedem Menschen vorhandenen Selbstheilungskräfte stehen sollten. Mit der EKT haben wir dies gefunden.

Wir lernten und erlebten, was wir eigentlich schon wussten: Dass nämlich alles – unsere körperlichen Beschwerden, unsere Gefühle, unsere Gedanken – miteinander verwoben ist und sich gegenseitig beeinflusst; außerdem erkannten wir, dass es nützlich, hilfreich und heilsam sein kann, bei Störungen den Klienten auf allen Ebenen gleichzeitig zu unterstützen.

Besonders aufregend ist dabei die Erkenntnis, dass es nicht unbedingt nötig ist, die Ursache eines Leids zu finden, sondern dass uns unser inneres Wissen an die Hand nimmt und uns von der Gegenwart aus den Weg zur Genesung weist. Erstaunlich ist auch, dass der Verstand dabei mitspielt, denn oft können wir – und kann auch die EKT – Dinge gar nicht erklären – doch wenn der Verstand die Veränderung erlaubt, verbessert sich der Zustand.

Wir haben erstmals schon vor zehn Jahren ein Buch über die Emotionalkörper-Therapie geschrieben, und einige unserer Leser und Leserinnen meinten damals, die EKT sei viel zu einfach. Etwas so Einfaches, das sich leicht wie ein Tanzschritt anfühle, könne doch nicht funktionieren. Doch wenn sie an einem unserer Seminare teilnahmen, fanden sie heraus: Tatsächlich, es ist so einfach! Es muss nicht kompliziert sein und es braucht keinen theoretischen Überbau, um zu wirken. In diesem Buch zeigen wir Ihnen, wie Sie die Emotionalkörper-Therapie erlernen und anwenden können.

Die Emotionalkörper-Therapie besteht aus vier Schritten, die mit einer japanischen Maltechnik vergleichbar sind, die Susanna im Kunstunterricht erlernte. Damals malte sie zuerst mit allen Details einen Vogel auf einem Kirschblütenast. Dann legte sie ein halb durchlässiges japanisches Seidenpapier über das Bild und zeichnete die wesentlichen Anteile des Bildes mit einem Pinsel nach. Anschließend legte Susanna erneut ein Papier auf das gerade entstandene Bild und zeichnete wieder die wesentlichen Anteile nach. Das wiederholte sich ungefähr zehnmal, bis sie am Ende mit fünf bis sechs Pinselstrichen ein Gemälde entstehen ließ, in dem immer noch der Vogel auf einem Kirschblütenast zu erkennen war.

So ist auch unsere Emotionalkörper-Therapie entstanden: Anfangs verwendeten wir bei der EKT-Methode sehr viele Fragen, machten auch Vorschläge. Diese fielen nach und nach weg, bis als Essenz wirklich nur vier Schritte übrig blieben.

Die Einfachheit, die unsere Methode heute auszeichnet, ist also nicht von Anfang an da gewesen, sondern hat sich aus vielen Jahren Erfahrung im wahrsten Sinne des Wortes herauskristallisiert. Mit diesem klaren, wertvollen Kristall kann nun jede und jeder arbeiten.

Einleitung: Was uns die Emotionalkörper-Therapie gelehrt hat

Emotionalkörper-Therapie – was verbirgt sich hinter diesem Begriff? Was ist darunter zu verstehen? Wo wird sie eingesetzt? Wie wirkt sie? Bevor wir diese und noch viele andere Fragen beantworten, möchten wir uns zunächst kurz vorstellen und dann erläutern, wie es zur Entwicklung der Emotionalkörper-Therapie, die viele Menschen inzwischen ganz einfach »EKT« nennen, gekommen ist.

Wir, Susanna und Anne, bieten seit über einem Vierteljahrhundert Einzeltherapien und EKT-Ausbildungsseminare in Deutschland und Österreich, der Schweiz und in den USA an. Aus unseren Tausenden von Erfahrungen, die wir im Laufe dieser Tätigkeit sammeln konnten, ist dieses Buch entstanden. Bevor wir uns kennenlernten, haben wir in unseren jeweiligen Berufen als Ärztin und Allergologin – Susanna – beziehungsweise Physiotherapeutin und Bobath-Lehrtherapeutin für Kinder und Jugendliche – Anne – unser Bestes gegeben und die Gesundwerdung der Patienten in den Mittelpunkt unserer Arbeit gestellt. Trotz mancher Erfolge stießen wir jedoch irgendwann an unsere Grenzen. Wir fühlten uns unzufrieden, verzweifelt und wurden krank. Zu diesem Zeitpunkt lernten wir uns kennen. Wir stellten fest, dass uns die gemeinsame Sehnsucht verband, neue Wege zu gehen, um kranken Menschen beim Gesundwerden zu helfen. Während unserer Entwicklung dorthin wurden wir immer mutiger, wenn es darum ging, nicht alltägliche Dinge auszuprobieren und im medizinisch-therapeutischen Bereich Ungewöhnliches zu wagen.

Über einen Zeitraum von mehreren Jahren hinweg entwickelten wir die Emotionalkörper-Therapie, die wir als eigenständige Therapie und als Ergänzung zur naturwissenschaftlich orientierten Medizin ansehen. Für uns wurde sie zu einem Lebensprinzip, das unserem Leben eine neue und sinnvolle Richtung gegeben hat.

Die EKT ist eine Erfahrungswissenschaft. Sie ist geboren aus reiner Neugierde, denn es gab keine Lehrer und keine Bücher, an denen wir uns orientieren konnten. Die gesamte Methode ist aus eigenen Erfahrungen aus der Praxis des Erlebens entstanden.

Die Entstehungsgeschichte der EKT ist gleichzeitig die Geschichte unserer persönlichen Entwicklung. Es ist eine Geschichte, die dem Archetypus des »verwundeten Heilers« entspricht, ein Begriff, den Carolyn Myss einst geprägt hat. Der »verwundete Heiler« erlebt die Verwundung am eigenen Leib und heilt sich selbst. Aus seiner Erfahrung des Leids und der Verwundung entwickeln sich sein Verständnis, sein Mitgefühl und sein Einfühlungsvermögen für seine Mitmenschen sowie die Gabe, diese Menschen auf ihrem Weg zu begleiten und ihre Genesung zu unterstützen.

Im Dickicht der Gendersprache, die uns KlientIn oder Klient*in, BegleiterIn oder Begleiter*in oder zu Begleitende anbietet, haben wir uns entschlossen, die Begriffe Klient/Klientin, Begleiter/Begleiterin abzuwechseln. Uns ist es wichtig, dass sich Frauen und Männer gleichermaßen angesprochen fühlen.

Annes persönliche Erfahrung mit der EKT

Es war etwas ganz Normales für mich, Rückenschmerzen zu haben. Der Orthopäde fand mehrere Gründe dafür und konnte sie auf den Röntgenbildern belegen: ein Bein, das einen Zentimeter kürzer ist als das andere, eine Skoliose, die sich infolgedessen gebildet hatte, und Abnutzungserscheinungen an den Bandscheiben. Jahrelang versuchte ich durch physikalische Anwendungen und spezielle Rückenübungen die Schmerzen mehr oder weniger erfolgreich zu bekämpfen. Meine Beschwerden verschlimmerten sich jedoch drastisch, als ich während einer Reise nach Indien auf einer harten Matte auf dem Boden schlafen musste. Sie wurden nachts unerträglich und hielten auch tagsüber an. War es Zufall, dass ich kurz vor meiner Reise Dorothea von Stumpfeldt begegnet war? Wir hatten zuvor gemeinsam eine Fortbildung für Komplementärmedizin besucht und beschlossen, uns auf dieser Auslandsreise näher kennenzulernen.

Dorothea sah mein Leiden und kam auf die Idee, die im Rahmen der gemeinsamen Fortbildung gesammelten neuen Erkenntnisse an mir auszuprobieren. Dass sie damit sehr kreativ umging, war mir egal. Ich wusste nur eines: Schlimmer als zu diesem Zeitpunkt konnten die Schmerzen kaum werden. Ich lag auf dem Bauch und konnte nicht sehen, was Dorothea tat. Sie forderte mich auf, ihr mitzuteilen, wenn ich etwas wahrnehmen würde, positiver wie negativer Art. Getreulich informierte ich sie über alles, was ich spürte, und so entstand ein Dialog zwischen uns. Plötzlich waren die Schmerzen im Rücken weg. Ich war so verwundert darüber, dass ich dachte: »Das kann ja gar nicht sein!« Und schwupp, waren sie wieder da. Dorothea machte mir einen Vorschlag: »Vielleicht kannst du es dir ja fünf Minuten lang erlauben, ohne Schmerzen zu sein.« Darauf konnte ich mich einlassen und spürte gleichzeitig eine große Traurigkeit darüber, dass mein Körper so viele Jahre diese Schmerzen hatte ertragen müssen. Ich fühlte, wie ich weicher wurde, und dankte der Traurigkeit, dass ich sie spüren durfte. Ich konnte sie annehmen, sie war ja ein Teil von mir. Und dann blieben die Schmerzen weg. Sie kamen bis heute nicht wieder. Das war für mich die Geburt der *Emotionalkörper-Therapie*.

Meine Geschichte ist damit aber noch nicht beendet. Neun Monate nach unserer Reise war ich zwar noch immer schmerzfrei, wollte aber mit meinen 50 Jahren zum ersten Mal in meinem Leben bei der Krankenkasse eine Kur beantragen. Hierfür musste mein Orthopäde eine aktuelle Röntgenaufnahme meiner Wirbelsäule anfertigen. Er zeigte mir die Aufnahme mit den Worten: »Mit so einer schönen Wirbelsäule bekommen Sie leider keine Kur.« Die Wirbel lagen optimal übereinander, eine Bandscheibe sah gesünder aus als die andere – im Gegensatz zu der Röntgenaufnahme, die er fünf Jahre zuvor erstellt hatte.

Das war der Beweis für mich, dass die Veränderung auf meiner emotionalen Ebene sich auch auf meine körperliche Ebene ausgewirkt hatte und zu dieser Gesundung führen konnte.

Susannas persönliche Erfahrung mit der EKT

Ich studierte Medizin, weil meine Neugier mich dazu trieb, herauszufinden, wie »Menschsein« funktioniert. Ich wollte mich und die Menschen kennen- und verstehen lernen. An der Universität lernte ich zwar sehr vieles, aber nicht das Erhoffte. Ein Aspekt, den ich damals noch nicht benennen konnte, fehlte mir. Es war eine Ahnung, eine Intuition, dass hinter all diesem theoretischen Wissen andere Dimensionen verborgen sein mussten. Nach einigen Kursen in Psychologie belegte ich einen Volkshochschulkursus mit dem Titel »Autogenes Training – Oberstufe«. Dort erlebte ich zum ersten Mal eine andere Sichtweise des Menschen, ein inneres Bild, eine Vision. Ich war überrascht, glücklich und wie berauscht und meldete mich gleich für den nächsten Kurs an. Leider konnte ich meine Freude nicht mit meinen Kommilitonen teilen, weil mich damals keiner von ihnen verstand.

Also führte ich mein Leben wie bisher fort, wurde Ärztin, arbeitete in meiner eigenen Praxis, hatte einen Freund – das Leben war gut. Zumindest bis zu jenem Tag, an dem mein Freund mich verließ und meine Augen am akuten Grauen Star erblindeten; ich war damals 35 Jahre alt. Die Operation des einen Auges, zu dieser Zeit noch ein sehr aufwendiger Eingriff, wurde ein Misserfolg. Ich verfiel in eine tiefe Depression, die mich monatelang arbeitsunfähig machte. Ich aß und trank nicht mehr, lag apathisch im Bett und schlief 20 Stunden am Tag. Und ich weinte. Mein Kopf war vollkommen leer, ich hatte mich dem Sterben hingegeben. Ich erinnere mich, wie sich eines Nachts mein innerer Körper von meiner äußeren Körperhülle trennte, sich verflüssigte, und dieses Fluidum aus meinem Kopf ausströmte, aufwärts. Dieses Fluidum – war das mein Bewusstsein? – geriet in einen Tunnel und wurde mit unendlicher Geschwindigkeit nach oben bewegt. Ein tiefer Frieden breitete sich in mir aus – ich war im Zustand der Glückseligkeit. Das Denken, die Trauer, die Sorgen, alles hatte aufgehört zu existieren. Viele Stunden später erwachte ich, ein wenig enttäuscht darüber, dass ich wieder »da« war.

Nach diesem Erlebnis bekam ich eine äußerst schmerzhafte Nierenkolik, die mir sprichwörtlich das Leben rettete. Wegen der Kolik begann ich wieder Flüssigkeit zu mir zu nehmen, um diesen höllischen Schmerzen zu entrinnen. Das war der Wendepunkt.

Wenig später kam mir ein guter Freund zur Hilfe, der von einem Heiler in Bagio auf den Philippinen wusste. Er organisierte meine Reise dorthin, und so wurde ich zwei Wochen lang täglich von dem Heiler Jan Labo behandelt. Seine Behandlungen fanden in einer kleinen Kapelle inmitten eines paradiesischen Gartens statt. Obwohl wir uns nicht verständigen konnten und an meinem Auge äußerlich nichts zu erkennen war, berührte er bei unserer ersten Begegnung zielsicher mein linkes Auge. Wie konnte er das nur wissen? Mein Verstand begriff das nicht, ich konnte die Behandlungen nicht einordnen. Ich wusste nur, sie taten mir gut, sie gaben mir Kraft. Während einer dieser Behandlungen kam mir der Gedanke: »In sieben Jahren kann ich das auch.« Für diesen Gedanken hatte ich keine logische Erklärung und so nahm ich ihn einfach nur an – ohne Wertung.

Einige Monate nach dieser Reise wurde mein Auge gegen den Rat der Ärzte erneut operiert, diesmal mit Erfolg! Ich ließ die Zeit meiner tiefsten Depression hinter mir.

Im darauffolgenden Frühjahr traf ich Dorothea von Stumpfeldt, die mir voller Enthusiasmus von ihrer Zusammenarbeit mit Anne Söller und ihrer gemeinsam entwickelten neuen Behandlungsform berichtete. Ich wagte es, mich von beiden behandeln zu lassen. So etwas hatte ich noch nie erlebt. Ich tauchte in meine Gefühle ein, ich weinte, ich erlebte innere Bilder, und am Ende der Behandlung war mein gesamtes Wesen mit Hoffnung erfüllt. Von Depression war keine Spur mehr. Endlich hatte ich gefunden, was ich all die Jahre gesucht hatte! Das Gefühl, nach Hause gekommen zu sein, erfüllte mich mit Demut. Von nun an trafen wir uns regelmäßig zu dritt und nannten unsere Treffen *Heilige Verabredungen*. Drei Jahre lang arbeiteten wir jeden Mittwoch miteinander.

Schon in den ersten Monaten der Zusammenarbeit mit Anne und Dorothea ging es mir deutlich besser. Ich konnte wieder in meiner Praxis arbeiten, die Depression hatte sich auf Dauer aufgelöst. Sie ist bis heute nicht wiedergekommen. Auch mein Sehvermögen verbesserte sich erstaunlich. Ich konnte wieder Auto fahren und lesen. Da ich niemals ein Medikament eingenommen hatte, habe ich den Großteil dieser Heilung wohl der Emotionalkörper-Therapie zu verdanken. Während unserer Heiligen Verabredungen ließen wir uns führen von unserer Intuition und unserer Experimentierfreudigkeit, denn wir fanden keinerlei Literatur zu diesem Thema. Wir halfen uns dabei gegenseitig, innere Grenzen zu überschreiten und neue Erfahrungen zuzulassen. Unsere Sinneswahrnehmungen erweiterten sich, und diesen Wahrnehmungszustand nutzten wir in der Behandlung, während wir uns oder andere Menschen »begleiteten«. Am Ende dieser drei Jahre hatten sich die Behandlungen zu einer Form entwickelt, die als Grundprinzip heute noch ihre Gültigkeit hat. Wir gaben ihr den Namen *Emotionalkörper-Therapie*.

Emotionalkörper-Therapie: Was verstehen wir darunter?

Die Emotionalkörper-Therapie ist eine sanfte Heilmethode, die uns helfen kann, verdrängten Gefühlen, seelischen Blockaden und körperlichen Beschwerden in Liebe nahezukommen, um sie aus ihren Verstrickungen zu lösen. Allein oder mit einem Begleiter an unserer Seite besuchen wir bekannte und unbekannte Räume in unserem Inneren. Wir kommen durch die Emotionalkörper-Therapie in Kontakt mit all unseren Gefühlen, die wir dort vorfinden, erleben ihre reine, ursprüngliche Kraft und lernen, auf eine gesunde Weise mit ihnen umzugehen. Viele Antworten auf die Fragen, die uns bewegen, kommen intuitiv aus unserem Inneren, und mit einer auf diese Art erweiterten Sichtweise erreichen wir erstaunliche Ergebnisse.

Die Grundlage unserer Arbeit ist die Liebe zu unseren Mitmenschen. In dem Begriff Liebe, so wie wir ihn hier verstehen, sind auch Nuancen wie Mitgefühl, Verzeihen, Geduld, Klarheit, Offenheit und Annahme enthalten. Indem wir unseren Klienten Empathie und Verständnis entgegenbringen, enthalten wir uns jeder Kritik, jedes Urteils und jeder Schuldzuweisung. Wir respektieren die Bedürfnisse und das Leid unserer Klienten, wir nehmen ihr Leid an und helfen ihnen, es zu transformieren. Sobald ein Mensch erfährt, dass hinter der Leidensschicht seine wahren Schätze zu finden sind, wird er neue Gefühle und Qualitäten in seinem Körper wahrnehmen. Dies dient seinem Selbstheilungsprozess ebenso wie seinem emotionalen Wachstumsprozess.

Wirkungsweise

Körper und Gefühle stehen in wechselseitiger Beziehung zueinander und lassen sich nicht trennen. Fühlen wir uns körperlich fit und ausgeschlafen, haben wir meist gute Laune und sind leistungsfähig. Quälen uns dagegen Kopf- oder Rückenschmerzen, sind wir eher gereizt, ungeduldig und wenig aufnahmefähig für Neues. Diese Verknüpfung ist so eng, dass man oft nicht sagen kann, was zuerst da war, die körperlichen Beschwerden oder das seelische Leid.

Die neurologischen Erkenntnisse der letzten Jahre besagen, dass jeder Sinnesreiz, den wir über unsere Augen, Ohren, Haut oder über unseren Mund wahrnehmen, eine emotionale Bewertung von uns erhält. Je tiefer und eindrucksvoller die emotionale Erfahrung bei einem Erlebnis ist, desto tiefer gräbt sie sich ins Gedächtnis ein. Starke Gefühle – sowohl positive, wie das erste Verliebtsein, als auch negative, wie der Schmerz bei der Trennung von einer geliebten Person – werden in Form von Bildern oder Geschichten in unserem Emotionalkörper sowie im limbischen System, dem Emotionszentrum des Gehirns, abgespeichert. Später genügt es oft, ein bestimmtes Lied zu hören, einen besonderen Duft zu riechen, um uns an die Person und die gesamte Situation, die damit verbunden war, zu erinnern. Das bedeutet: Jede mentale Erinnerung erhält ihre emotionale Verknüpfung. Wenn wir uns heute an eine bestimmte Situation aus einer bestimmten Zeit erinnern, dann reagiert unser Emotionalkörper mit allen Gefühlen aus dieser Zeit, weil er nicht erkennen kann, dass das Erlebte lange vorbei ist.

Auf diese Weise beeinflussen Gefühle alle Gedanken und Reaktionen sowie das Verhalten und Handeln eines Menschen. Um Erinnerungen, die wir früher als schrecklich erlebt haben, nicht noch einmal erleben zu müssen, verdrängen und vergessen wir sie und halten sie unter Verschluss. Das verlangt einen sehr hohen Aufwand an Energie – Energie, die uns dann in anderen

Lebensbereichen fehlt. Wir blockieren uns damit also selbst. Längerfristig kann solch eine Blockade zu Energiestau und in der Folge zu Schmerzen und Krankheit, chronischen Sorgen, Ängsten und Depressionen führen. Wir kennen diese Ansicht aus der traditionellen chinesischen Medizin: Sie geht davon aus, dass Gefühle wie Sorgen, Kummer, Trauer, Wut und Angst das Chi, die Lebensenergie, blockieren, wenn sie nicht verarbeitet werden. Und blockierte Lebensenergie führt zu Schwäche und Krankheit, sie blockiert unser Wesen, unser ganzes Sein. In der EKT wenden wir uns gerade diesen Blockierungen zu und bearbeiten sie.

Die Emotionalkörper-Therapie nutzt die neuen Erkenntnisse der Medizin, wonach die Umprogrammierung von Krankheit zur Gesundheit im Körper eines Menschen – auch durch Neubildung von Nervenzellen und Ausschüttung von Glückshormonen – bis ins hohe Alter möglich ist.

In der Emotionalkörper-Therapie geht der Körper in eine tiefe, erholsame Entspannung, in der sich der gesamte Organismus regenerieren und neue körpereigene Kräfte aktivieren kann. Ähnlich wie bei einer Meditation schalten auch in der EKT unsere Hirnareale auf Ruhe um. In dieser Phase arbeiten die rechte und die linke Gehirnhälfte synchron im messbaren Alphawellenbereich zusammen. Im Prinzip handelt es sich um den Bereich zwischen Schlafen und Wachen. Wir sind sehr gelöst, können zwar hören und sprechen, nehmen jedoch Zeit und Raum verändert wahr. In diesem Zustand können wir leicht in Kontakt mit unserer inneren Quelle, unserer Essenz kommen. Wenn wir unsere Gefühle in unser Bewusstsein holen, können wir sie befreien und damit unsere Selbstheilungskräfte stärken.

Schon seit Jahrtausenden wird die Imagination – also die Vorstellungskraft eines Menschen – in fast allen Kulturen benutzt, um bestimmte Ziele zu erreichen. Das ist beispielsweise im Raja-Yoga, im Druidentum und im Schamanismus bekannt. Im Buddhismus gibt es eine Meditationsübung, »Chöd« genannt, die der Emotionalkörper-Therapie ähnlich ist. Auch sie arbeitet mit inneren Bildern und gibt dem Problem eine Form. Es wird nicht als Feind, sondern als Teil des Menschen gesehen. Allerdings bleibt man bei der Übung in der Imagination und arbeitet nicht mit den Gefühlen.

Bei einem körperlichen Krankheitssymptom gehen wir normalerweise zum Arzt oder in die Apotheke, um wieder gesund zu werden. Wir nehmen Medikamente ein, machen eine Diät, lassen uns operieren und kümmern uns um alles, von dem wir meinen, dass es unserem Körper guttun würde. Bei seelischen Problemen hingegen suchen wir möglicherweise Beistand in der Familie, bei Freunden oder einem Psychologen. Die Emotionalkörper-Therapie wendet sich beiden Erscheinungsbildern zu, den körperlichen ebenso wie den seelischen Problemen – oft innerhalb einer Sitzung. Sie löst Blockaden und bringt die Energie der Selbstheilungskräfte wieder zum Fließen. Damit verbessert sich das körperliche und seelische Wohlbefinden des Klienten, er fühlt sich gestärkt, freier und motiviert, sein volles Potenzial leben zu wollen. Mit der EKT ist es möglich, das Selbstvertrauen des Klienten zu stärken und ihn wieder in die Lage zu versetzen, Verantwortung für sich selbst zu übernehmen. Und dies trägt zu seiner Genesung bei. Unserer Erfahrung nach wirkt sich die Emotionalkörper-Therapie sowohl auf gesunde als auch auf kranke Menschen positiv aus. Wir haben erlebt, wie Kranke wieder gesund wurden – erst in ihren Emotionen und dann in ihrem Körper. Häufig war es auch umgekehrt: Zuerst konnten sich die körperlichen Symptome verbessern, anschließend konnte sich die Seele erholen. Gesunde Menschen nutzen die EKT beispielsweise als Entscheidungshilfe oder um ihr persönliches Wachstum zu unterstützen.

Die Emotionalkörper-Therapie umfasst Ansätze, die gänzlich neu sind, wie beispielsweise das grundsätzliche Annehmen von sogenannten negativen Gefühlen wie Angst, Schmerz oder Wut. Wir glauben, dass alle Gefühle eine Geschichte haben und deshalb zu uns gehören. Aus diesem Grund schenken wir in der EKT allen Gefühlen Achtung, Anerkennung und Liebe. Dabei gehen wir sogar noch einen Schritt weiter und geben diesen Gefühlen nicht nur die Aufmerksamkeit, die sie verdienen, sondern wir erlauben Anteilen von ihnen, bei uns zu bleiben.

Alle Klienten können während der Begleitung durch eine Emotionalkörper-Therapie erfahren, dass sie sich keinem Gefühl ohnmächtig ausgeliefert fühlen müssen. Aus sich selbst heraus erkennen sie, wie sie neu mit einer Emotion umgehen und sie in ihr Leben integrieren können. Eines der vielen Gefühle, denen wir so oft ohnmächtig gegenüberstehen und das wir alle kennen, ist wohl die Angst. Wie man neu und anders mit ihr umgehen kann zeigt das Beispiel von Hanna, einer unserer Klientinnen. Sie erlebte während ihrer EKT-Begleitung, dass die Angst in der frühen Kindheit ein wichtiger Schutz für sie war, die ihr sagte: »Ohne mich hättest du damals gar nicht überleben können.« Auch jetzt wollte die Angst nicht einfach verschwinden oder wegtherapiert werden, sondern irgendwo im Körper einen kleinen Platz finden, an dem sie bleiben durfte. Als Hanna ihr einen solchen Platz gab, verwandelte sich ihre Angst von einer dominanten, Panik erzeugenden Form in ein annehmbares, schützendes Wesen.

Menschen, die von uns begleitet werden, erfahren Erneuerungen auf der körperlichen und der geistig-seelischen Ebene. Der Emotionalkörper *weiß* um das Potenzial des Menschen, seine Möglichkeiten, seine Stärken, seine Fähigkeiten. Die Emotionalkörper-Therapie legt all diese Begabungen wieder frei, sodass blockierte Energie freier fließen kann. Dies wirkt sich auf die Gesundheit, die Kreativität und auf die gesamte Weiterentwicklung eines Menschen aus.

Mit der EKT kommen wir wieder in Kontakt mit unserer inneren Wahrheit. Durch sie erfahren wir, was uns aufbaut, unsere Gesundung fördert und was uns letztendlich glücklicher und zufriedener werden lässt.

Sind wir in der Emotionalkörper-Therapie wieder in Verbindung mit unserem Kern, unserem inneren Wissen gekommen, müssen wir von diesem Moment an unsere Probleme nicht mehr allein mit unserem Verstand lösen. Wir erfahren eine kraftvolle Unterstützung durch die Intelligenz, die unseren Emotionen innewohnt. Die EKT befreit uns von Gedanken und Gedankenmustern, die uns ängstigen oder einengen und uns so häufig erkranken lassen. Sie befreit uns von ungesunden Glaubenssätzen und von der Versuchung, Dinge, Vorgänge und Personen bewerten zu wollen oder zu müssen. Voreilige und überflüssige Bewertungen, durch die wir Gefahr laufen, uns zu »falschen« Handlungen verleiten und verführen zu lassen, werden auf diese Weise vermieden. Die Emotionalkörper-Therapie befreit uns auch von Zwängen, Süchten und starren Gedankengängen. Wie kleine Kinder brauchen wir auch als Erwachsene freie, unabhängige, ungebundene, wilde und chaotische Gedanken, um über uns hinauswachsen zu können. Die Emotionalkörper-Therapie hilft dabei, einen solchen Zustand zu erreichen, indem sie uns wieder mit diesen Gedanken, die alle Grenzen sprengen, verbindet.

Der Emotionalkörper

Der Emotionalkörper, so wie wir ihn verstehen, befindet sich in unserem Körper – und gleichzeitig umgibt er ihn. In uns selbst erfahren wir ihn als Gefühlswallung, als aufsteigende Hitze, als sanfte oder heftige Wellen von Gefühlsschwankungen, die über unseren Körper hinausstrahlen. Andere Menschen nehmen dieses uns umgebende Kraftfeld ebenfalls wahr, wenn sie von unserer positiven oder negativen Ausstrahlung sprechen. Wir gehen davon aus, dass jeder Mensch von einem individuellen Kraftfeld umgeben ist, in dem er seine Empfindungen und Emotionen gespeichert hat.

In unserer Ausbildung zum Emotionalkörper-Therapeuten lehren wir, dieses Kraftfeld eines anderen Menschen wahrzunehmen und mit den Händen energetisch auszugleichen. Durch diesen Kontakt mit dem Emotionalkörper harmonisieren wir seine Energien, damit sie freier fließen können.

Emotionalkörper-Therapie als Lebensprinzip

Die Emotionalkörper-Therapie ist für uns mittlerweile zu einer Lebenseinstellung, einer Grundhaltung unseres Daseins geworden. Ihr liegt ein Prinzip zugrunde, dem wir vielerorts und in den verschiedensten Bereichen begegnen, sogar im Kampfsport, wie dieses Erlebnis zeigt: Vor vielen Jahren nahm Susanna an einem einwöchigen Intensiv-Seminar teil, in dem es um den Kampfsport Kendo ging. Nach dieser einen Woche erkannte sie, dass man sich beim Kendo Aggressionen nicht in den Weg stellt, keinen Kampfpartner bildet, sondern die Aggressionsenergie an sich vorbeileitet. Man wehrt sich nicht, sondern lenkt die angreifende Kraft einfach um. Hat der Angreifer keinen Gegner, kann es keinen Kampf geben. Dies ist auch das Grundkonzept der EKT. Sehr kurz zusammengefasst: Es gibt eine Angst, ein Problem, eine Krankheit. Anstatt sie, wie sonst üblich, zu bekämpfen, wenden wir uns ihr zu und geben ihr in unserer Vorstellung das, was sie braucht. Somit stärken wir unsere optimistischen, kreativen und heilenden Kräfte.

Eine solche Denk- und Verhaltens-, ja, Lebensweise ist sehr viel mehr als positives Denken und umfasst das Spüren auf der körperlichen Ebene, das Fühlen auf der emotionalen Ebene, das Denken in Bildern auf der mentalen Ebene und schließlich auch all das, was den Verstand einschließt, aber weit über ihn hinausgeht, nämlich das Bewusstsein: Intuition und Inspiration.

Einige Menschen nutzen die EKT bereits, um besser im Arbeitsalltag klarzukommen, um abzunehmen, Stress abzubauen oder sich von lästigen Gewohnheiten zu befreien sowie um Probleme in der Familie zu lösen.

Seit vielen Jahren können wir beobachten, dass jeder, der an sich selbst erfahren hat, wie unverzüglich und gesundmachend die Emotionalkörper-Therapie wirkt, ihre Grundprinzipien tief in sich aufnimmt. Ja, es ist, als würde unser Unbewusstes diesen stressfreien und unmittelbaren Weg zur Selbstheilung schneller begreifen, als unser Verstand es vermag. Das tiefe Verstehen der Prinzipien der EKT wirkt sich automatisch auch auf unser Empfinden und Handeln aus.

Die Emotionalkörper-Therapie vermag auf sehr sanfte Art und Weise eine Verwandlung in uns in Gang zu bringen. Es ist, als würde sie uns eine neue Sichtweise schenken, die uns mitfühlender, toleranter und glücklicher macht. Sie wird – je häufiger wir sie anwenden – wie von selbst zu einer eigenen Lebensphilosophie. Geben und Nehmen wird wieder in eine Balance gebracht und jeder, der sich auf die Grundsätze einlässt, kann zum Heiler und Gebenden werden.

Grundlagen der Emotionalkörper-Therapie

Die Wertschätzung von Gefühlen

Nach Tausenden EKT-Begleitungen können wir sagen: Es gibt weder gute noch schlechte Gefühle; alles, was in uns ist, hat einen Sinn, wird gebraucht und spielt in unserem Leben eine wichtige Rolle. Das Neue an unserer Methode ist der besondere Umgang mit den sogenannten Negativ-Gefühlen wie Ärger, Wut, Angst oder Widerstand. Die Emotionalkörper-Therapie ermöglicht es, Gefühle wahrzunehmen, sie ins Bewusstsein zu holen und ihnen die Wertschätzung zu geben, die sie verdienen. Nachdem wir diese Gefühle erkannt und angenommen haben, werden sie sich verwandeln. Unser Grundprinzip in der Therapie ist das Vertrauen, dass der menschliche Organismus Selbstheilungskräfte besitzt und fähig ist, sich selbst zu regulieren. Diese Kräfte wollen wir in der EKT stärken.

Die Transformation der Gefühle

Gefühle sollten wie Wolken an uns vorüberziehen und in einer steten Bewegung bleiben. Halten wir jedoch an einem Gefühl fest, hadern wir mit unserem Schicksal oder richten unsere Aufmerksamkeit auf das, was uns fehlt oder unzufrieden macht, führt das zu einem Gefühlsstau. Energie kann nicht mehr frei fließen, Ängste und Sorgen plagen uns, wir fühlen uns krank.

Die Grundlage der Emotionalkörper-Therapie ist die Transformation von solchen negativen, krank machenden Gefühlen. Das können wir an einem weitverbreiteten Beispiel erklären: dem Gefühl, zu dick zu sein. Bei den meisten von uns führt dieses Gefühl zu einem Stau und zu einer Verschlimmerung der Symptome bis hin zum Hass auf den eigenen Körper. Tief in uns kämpfen wir gegen dieses Gefühl an. Das ist aus zweierlei Gründen schade: zum einen wegen der Kraft, die wir für diesen Kampf aufwenden, zum anderen, weil das Gefühl, gegen das wir kämpfen, nicht mehr an uns vorüberziehen kann. Es ist, als würde eine Wolke über uns stehen bleiben. Oder noch schlimmer: Diese eine Wolke hält andere, nachfolgende Wolken auf. Unser Gefühlshimmel verstopft allmählich, die Heiterkeit vergeht. Nach und nach überwiegen in uns die negativen Gefühle oder wir werden zu gefühlsarmen Menschen, weil wir auch positive Gefühle blockiert haben. Geschieht dies sehr stark, beispielsweise durch ein Trauma, oder über einen langen Zeitraum, dann kann es sein, dass wir daran erkranken.

Hier liegt die Stärke der Emotionalkörper-Therapie, die alle Gefühle wieder in Bewegung bringt, ganz egal, wie sich diese Gefühle auch nennen mögen, in welcher Reihenfolge sie »verstopft« oder wie alt sie schon sind. Die EKT beginnt zunächst mit einem Gefühl, geht dann zu dem darunterliegenden, um dann zu dem nächsttieferen Gefühl vorzustoßen. Die Reihenfolge ist nicht vorgegeben, sondern ergibt sich in jeder Sitzung von selbst. Es wird nur so viel freigelegt, wie ein Klient an diesem Tag zulassen kann.

Werden Gefühle in einer Sitzung wahrgenommen, sind sie damit an der Oberfläche und können dort bearbeitet werden. Der Klient ist oft fasziniert von der Wirkung, die es hat, wenn er auf einen »Feind«, beispielsweise den Schmerz, die Angst oder die Wut, zugeht, anstatt diese Gefühle zu bekämpfen. In der Emotionalkörper-Therapie sagen wir also: »Ja, Schmerz, ich fühle dich«, statt »Nein, Schmerz, ich will dich nicht«, oder auch: »Ja, mein Hass, ich spüre dich, ich nehme dich in Liebe an.«

Haben wir beispielsweise den Hass einmal angenommen, zeigt sich oft eine darunterliegende Wut. Nehmen wir die Wut an, tritt häufig eine dahinter liegende Trauer zum Vorschein. Nehmen wir die Trauer an, begegnen wir oft der Sehnsucht, die sich hinter der Trauer verbirgt, einer Sehnsucht nach Liebe und Zugehörigkeit. Das folgende Beispiel vermag uns eine solche Transformation der Gefühle zu verdeutlichen:

Bärbel und Anja, zwei alleinstehende Frauen, waren seit Jahren gut miteinander befreundet. Eines Tages beschlossen sie, gemeinsam zu verreisen. Eine Woche London – eine Stadt, die sie beide noch nicht kannten. Statt jeweils ein Einzelzimmer zu buchen, entschieden sie sich für ein Doppelzimmer. Es kam zu Konflikten, die Reise hinterließ bei beiden keine gute Erinnerung.

Kurz nach ihrer Rückkehr kam Bärbel zu mir zum Tee. Sie bat mich um eine EKT-Begleitung. »Du kannst dir nicht vorstellen, wie sauer ich auf die alte Ziege bin. Ich dachte, ich kenne sie, aber jetzt habe ich eine völlig andere Seite von ihr kennengelernt. Und glaub mir, keine gute. Einen richtigen Hass habe ich auf sie. Die kann mir gestohlen bleiben. Für immer.«

»Hallo, mein Hass, ich spüre dich«, war meine Antwort. »Gar nichts spüre ich«, entgegnete Bärbel zuerst, aber dann ließ sie sich doch ein. »Also gut, hallo, Hass.« Sie erlaubte dem Hass, hervorzukommen.

»Der Hass ist ja in meinem ganzen Körper, in jeder Zelle. Es ist, als wäre ich von ihm vergiftet«, sagte sie sehr überrascht.

»Was kannst du denn für ihn tun?« »Zwei Dinge, sagt er. Zum einen kann ich fühlen, dass Hass auf einen anderen auch mich selbst vergiftet, und wenn ich das erst verstanden habe, dann, so sagt er, kann ich ihn loslassen und aus meinen Zellen entlassen. Das tue ich jetzt.« Bärbel entspannte sich zusehends und atmete tiefer.

»Jetzt ist der Hass weg, aber ich spüre Wut in meinem Bauch. Tatsächlich so, wie man immer sagt: Eine rote, heiße Wut macht sich da breit. Hallo, Wut, ich begrüße dich. Das ist jetzt merkwürdig, die Wut fragt mich, auf wen ich denn wütend sei. Und wenn ich jetzt so nachspüre, muss ich zugeben, dass ich auf mich selber wütend bin. Wie konnte ich mich nur mit dieser Zicke einlassen?« »Frag doch mal deine Wut, was du für sie tun kannst«, schlug ich vor. »Mich annehmen, sagt die Wut. Meine Wut, ich nehme dich an. Es ist jetzt weniger heiß in meinem Bauch. Ich bin auch klarer im Kopf. Irgendwie ist es, als seien der Kopf und der Verstand auch wieder eingeschaltet. Es wird noch kühler im Bauch. Und weißt du was, eigentlich hätte ich jetzt Lust zu heulen. Es hätte doch eine so schöne Reise werden können. Wir hatten sogar gutes Wetter, die ganze Woche, und das in London!

Irgendwie auch traurig, dass wir uns nicht verstanden haben. Wenn ich so an sie denke, die Zicke ist zwar unmöglich, aber auch immer lustig und hat lauter vergnügliche Einfälle. Weißt du, jetzt, wo mein Hass verraucht ist, brauche ich vielleicht noch ein oder zwei Wochen, um ihn ganz abkühlen zu lassen. Aber dann werde ich sie doch wieder anrufen. Eigentlich fehlt sie mir jetzt schon.«

»Sag doch mal ›Anja, ich liebe dich.‹« »Nein, das kann ich jetzt noch nicht, aber irgendwie ist sie ja liebenswert. Sehr eigen, schwer im Umgang, aber eben liebenswert. Also gut, Anja, ich liebe dich. – Jetzt habe ich ein völlig anderes Gefühl im Bauch, ist doch komisch, dass es im Bauch ist und nicht im Herzen, aber jedenfalls ist es ein sehr angenehmes Gefühl, weich und warm. Vielleicht rufe ich sie ja doch schon morgen an.«

Bärbel und Anja sind Freundinnen geblieben. Eine gemeinsame Reise ist jedoch nicht mehr geplant.

Die Transformation des Schmerzes

Eine der wichtigsten Indikationen für die Emotionalkörper-Therapie ist der Schmerz. Schmerz an sich ist ein nützliches Gefühl, er kann ein hilfreiches Warnsignal unseres Körpers sein. Der Körper möchte damit auf eine Fehlfunktion aufmerksam machen und uns vor Verschlimmerung schützen. Zu viel oder zu starker Schmerz kann lähmen und uns unfähig machen, unseren Alltag zu bewältigen, jemanden zu lieben oder zu arbeiten. In der EKT sprechen wir jede Form des Schmerzes an, den körperlichen Schmerz ebenso wie den seelischen Schmerz. Die Vorgehensweise gestaltet sich bei beiden Arten des Schmerzes gleich: Wir beginnen mit dem Schmerz, der sich zuerst oder am stärksten meldet. Das können beispielsweise die Migräne, der Rückenschmerz, der Schmerz nach Verletzungen sein, oder die kleinen Kümmernisse oder der große Liebeskummer, der Schmerz bei Verlust eines Menschen, der Schmerz nach seelischen Verletzungen.

Wir begrüßen den Schmerz und betrachten ihn als unseren Freund. Indem wir ihn wahrnehmen und ihm unsere volle Aufmerksamkeit schenken sowie seinen Vorschlägen oder Ratschlägen folgen, kann er sich transformieren. Das bedeutet: Er kann sich zum Guten hin verändern. Am Ende der Begleitung hat sich der Schmerz aufgelöst oder seine Intensität verloren.

Das folgende Fallbeispiel zeigt, wie sich hinter einem physischen Schmerz (Rückenschmerz) ein seelischer Schmerz (Trauer) verbirgt und wie dieser transformiert wird (Schmetterlinge).

Beispiel: Hexenschuss

Elke erwachte eines Morgens mit einem intensiven, stechenden Schmerz in ihrem rechten unteren Rücken. Sie hätte schreien können, so weh tat jede Bewegung.

Zunächst suchte sie einen Chiropraktiker auf, der eine »kleine Seitenwirbelverschiebung« im Lendenwirbel vier und fünf diagnostizierte und versuchte, die Wirbel wieder einzurenken, was ihm leider nicht gelang, weil die Muskeln zu verkrampft waren. Seine Prognose lautete: »Mindestens sechs Wochen, bis Sie wieder belastbar und voll regeneriert sein werden.« Daraufhin bat Elke Anne, sie telefonisch zu begleiten. Auf ihre Ansprache: »Mein Schmerz, ich spüre dich«, zeigte sich der Schmerz als ein knallrotes Teufelchen in ihrem Rücken. Es pikste mit seinem Dreizack. Auf ihre Frage: »Was kann ich für dich tun?«, kam die Antwort: »Ich möchte in den Arm genommen werden.« Ein wenig zögerlich nahm Elke den kleinen Teufel in ihre Arme. »Ich danke dir, Teufelchen, was kann ich für dich tun?« »Kann ich in deinem Herz wohnen?«, fragte es sie.

»Natürlich, ich lade dich in mein Herz ein.« Es hüpfte aus ihrer Hüfte die Wirbelsäule aufwärts, betrat ihr Herz und fand einen Platz.

Als es sich so in ihrem Herzen wohlig bequem machte, kam Elke plötzlich eine Einsicht: »Ich glaube, immerzu arbeiten zu müssen, und davon kommen die Rückenschmerzen.« Sie merkte, wie sich eine Traurigkeit in ihr ausbreitete und Tränen aufstiegen. Sie ließ die Berührung zu und der Strom der Tränen wollte gar nicht enden. Es schien so, als würden die Tränen die Blockaden wegschwemmen und Elke dadurch zu einem Gefühl von großer Befreiung verhelfen. Ganz langsam versiegten die Tränen und eine innere Ruhe breitete sich in ihr aus. Das Bild des Teufels war verschwunden und sie sah eine Schmetterlingspuppe, die ihren Kokon aufbrach und sich zu einem Schmetterling entfaltete. Darauf folgte ein Gefühl von Ruhe, Geborgenheit und Angenommensein.

Elkes zweiter Besuch beim Chiropraktiker verlief anders, als er es erwartet hatte. Staunend sagte er: »Ihre Muskeln sind heute ganz weich, ich konnte Ihre Wirbelsäule problemlos einrenken. Bei der Geschwindigkeit, mit der bei Ihnen Heilung geschieht, werden Sie wohl in zwei Wochen statt in zwei Monaten schmerzfrei sein.« Und das war sie auch.

Die Transformation der Angst

Eine möglicherweise noch wichtigere Indikation für die Emotionalkörper-Therapie ist die Angst. Damit meinen wir – genau wie bei dem Schmerz – alle Arten der Angst, beispielsweise Flugangst oder Angst vor Spinnen, die Sorge um den Job oder die Familie, Angst vor Einsamkeit oder Krankheit. Hierher gehören aber auch die ganz großen Ängste, beispielsweise die Existenzangst, die Phobien, Panikattacken, die Angst vor Krieg oder dem eigenen Tod.

Gesunde Angst ist ein nützliches Gefühl. Sie kann ein hilfreiches Warnsignal beim Klettern oder Autofahren sein, eine natürliche Reaktion des Körpers, die uns beschützen soll. Bei Prüfungsangst oder Lampenfieber kann sie uns beispielsweise Flügel verleihen und zu Spitzenleistungen anspornen, zu denen wir unter gewöhnlichen Umständen gar nicht fähig wären. Zu viel Angst dagegen kann lähmen oder krank machen, wir sind dann nicht mehr handlungs- und arbeitsfähig. Kindern wird oft in bester Absicht beschwichtigend gesagt: »Davor brauchst du doch keine Angst zu haben.« Damit lernen die Kinder jedoch möglicherweise, ihre vorhandenen Gefühle zu ignorieren.

In der Emotionalkörper-Therapie haben wir keine Angst vor unseren Ängsten, vielmehr lassen wir sie zu und treten ihnen mutig entgegen. Indem wir sie wahr- und ernst nehmen, achten und akzeptieren, ihr Aufmerksamkeit schenken und ihren Vorschlägen folgen, kann die Angst sich transformieren und vom Feind zum Partner werden.

Eine Begleiterin berichtet von einem solchen Prozess: »Renate kam zu mir, weil sie Angst vor Krieg hatte. Das ist nicht ungewöhnlich für Kriegsenkel. Sie sind mit Worten wie ›wirf das nicht weg; stell dich nicht so an; dir geht es doch eh so gut; wenn du wüsstest, wie es im Krieg war‹ oder ähnlichen Sprüchen aufgewachsen. Bei Renate hatte sich die Angst vor Krieg so sehr festgesetzt, dass sie wirklich jeden Tag diese Angst spürte.

Ihr Alltag sah so aus, dass sie beispielsweise immer überprüfte, ob für den Notfall genug zu essen da war, und ständig überlegte, ob und wie man für die Not vorsorgen könnte. Ihr Kopf wusste, dass das alles Blödsinn war, aber die Ratio half da nicht.

Als Renate in der EKT-Sitzung ihre Gefühle mit den Worten ›Hallo, meine Angst vor Krieg‹ begrüßte, meldeten sich ein zugeschnürter Hals, eine Anspannung in Rücken und Schultern und eine Schwere auf der Brust, die kaum zu ertragen war. Im weiteren Verlauf fragte Renate: ›Was kann ich für dich tun?‹, und die Schwere antwortete: ›Lass mich los.‹ Als Renate genau das jedoch laut aussprach – ›Ich lasse dich in Liebe los‹ – antwortete die Schwere: ›Dann bleib ich erst recht.‹

Renate bat um Hilfe; das Gefühl der Schwere, die gefühlte Angst vor Krieg, bekam nun ein Bild und wurde zu einem Elefanten. Renate fing an, mit diesem Elefant zu sprechen und er erzählte, dass er schon immer da gewesen sei. Er wünschte sich, in ihre Arme zu kommen, hatte jedoch gar kein Gefühl für seine eigene Schwere. Er fühlte sich ganz klein, und plötzlich erkannte Renate, dass sie sich auch immer ganz klein gefühlt hat. Sie erinnerte sich sogar, dass ihre Mutter ihr den Kosenamen Mausi gegeben hatte. Renate bat noch einmal um Hilfe, und jetzt wurden der Elefant und sie selbst sich ihrer eigentlichen Größe bewusst. Sie ging drei Schritte mit ihrer Größe, und auf die Frage: ›Was kann ich für dich tun?‹ antwortete die Größe: ›Lebe mich!‹

Als Renate nun die Worte ›Ich lebe meine eigene Größe‹ mehrfach laut aussprach und durch ihren Körper rinnen ließ, spürte sie, wie sich in der Mitte ihre Bauches eine Sonne bildete, die ihr Kraft und Wärme spendete. Diese Kraft und Wärme breiteten sich in ihrem ganzen Körper aus. Die Schwere auf dem Brustkorb verschwand und der Elefant erlaubte ihr, dass sie sich auf ihn setzen könne, was sie mit Freuden tat. Auch bat er, in ihrer Nähe bleiben zu dürfen.

Weil die Angst sie nun nicht mehr hinderte, wurde Renate mutiger und konnte sich Schritt für Schritt an neue Dinge herantrauen, beispielsweise ein großes berufliches Projekt. Sie schaffte es auch, sich von vielen Dingen zu trennen, die sie nicht mehr brauchte. Am erstaunlichsten für sie war, dass sie nun an einem Supermarkt vorbeigehen konnte, ohne unbedingt hineingehen und ›ihre Vorräte auffüllen‹ zu müssen.

Noch ein Nebeneffekt: Auf einer ihrer Reisen hat Renate in Afrika ein Elefantenreservat besucht und ist jetzt Elefantenpatin geworden.«

Über das Nein und das Ja

Manche Menschen brauchen ein wenig Übung und Entwicklung ihrer Sensibilität, um zu erkennen, wann ihr Gefühl »aufgehalten« wird oder ob sie von ihren Gefühlen abgeschnitten sind. Deshalb führen wir zu Beginn unserer Seminare und Vorlesungen mit den Zuhörern gerne ein einfaches Experiment durch, zu dem wir Sie, liebe Leser, jetzt auch einladen möchten:

Setzen Sie sich bequem hin, schließen Sie die Augen und fühlen Sie in Ihren Körper hinein. Nehmen Sie sich genau wahr: Wie sitzen Sie? Wie atmen Sie? Wo drückt die Kleidung? Wie warm oder kalt ist Ihnen? Bewerten Sie gar nichts, seien Sie einfach nur Ihr eigener Beobachter.

Jetzt sagen Sie dreimal laut: »Nein«.

Dann lassen Sie auch Ihren Körper dieses »Nein« wahrnehmen. Was spüren Sie? Wo spüren Sie es? Was löst das Wörtchen »Nein« in Ihnen aus? Ist es ein Gefühl, ist es ein inneres Bild oder ein Gedanke? Nehmen Sie sich und Ihre Reaktion genau wahr und merken Sie sich alles. Atmen Sie anschließend ein paarmal tief durch und wechseln Sie nun wieder in Ihren »Neutralzustand« zurück.

Sagen Sie nun dreimal laut »Ja«. Erleben Sie, was das Wörtchen »Ja« in Ihnen auslöst. Erleben Sie die Wirkung eines »Jas«. Stimmt es Sie fröhlich? Ruft es ein Bild, einen Gedanken oder ein Gefühl in Ihnen hervor?

Vergleichen Sie die Reaktionen Ihres Körpers auf diese beiden Wörter. Ist das nicht erstaunlich? Ist es nicht geradezu unglaublich, wie unsere Physis schon auf die einfachsten Wörter mit Blutdruck, Puls, Atmung, Gefühlen, Bildern, Gedanken reagiert? Und sollte uns das nicht zum Nachdenken anregen?

Während dieses Experiments spürte eine Klientin bei dem Wort »Nein« einen Querbalken aus Holz in sich, der sie komplett im Oberkörper blockierte. Sie fühlte sich, als wäre sie an ein Kreuz genagelt. Keine Bewegung war möglich und keine Lebenskraft konnte von oben nach unten oder umgekehrt fließen. Es gab überhaupt keinen Fluss, nur Stillstand und Blockade.

Bei dem Wort »Ja« nahm sie einen Wasserfall in sich wahr, der vom Kopf bis zu den Füßen in unaufhörlichen Wellenbewegungen durch sie hindurchströmte. Die Wellen waren aus hellstem, klarstem Wasser – warm und angenehm – und sie fühlte sich »in Bewegung«, lebendig, aktiv, munter, fast fröhlich.

In unseren Seminaren ermuntern wir die Teilnehmenden, ihre Erlebnisse mitzuteilen. Ihre Erfahrungen sind einander stets sehr ähnlich: Bei »Nein« nehmen die meisten etwas Unbewegliches, Starres, Kaltes, oft Unfreundliches wahr, bei »Ja« dagegen Freundlichkeit, Wärme, Energiefluss, sie haben insgesamt ein positives Lebensgefühl.

Deswegen ist es ein enormer Unterschied, ob ich beispielsweise zu einem Kind, das unbedingt Eis essen möchte, sage: »Nein, das geht jetzt nicht«, oder: »Ja, das ist eine prima Idee, am besten machen wir das nachher auf unserem Rückweg.«

In der Emotionalkörper-Therapie nutzen wir diese Nein-Ja-Erfahrungen. Wir haben gesehen, dass »Nein« zu einer Energieblockade führt, während »Ja« den Energiefluss fördert. Weil wir in unserer Therapie bejahend auf alles zugehen, was sich zeigt – »Ja, ich spüre dich, ja, ich nehme dich in Liebe an, egal, wer du bist« –, öffnen sich beim Klienten alle Schleusen. Die nun frei fließende Energie schwemmt alles fort, was zuvor gestört oder zu Blockaden geführt hat.

Die Kraft der Dankbarkeit

In dem Wörtchen »Dankeschön« steckt die Kraft, Erstaunliches in unserer Gefühlswelt zu bewirken. Nachdem wir in unseren Seminaren die Nein-Ja-Übung durchgeführt haben, lassen wir die Teilnehmer deshalb auch das Wort »Danke« fühlen.

Dies können Sie, wenn Sie mögen, gerne einmal selbst ausprobieren: Setzen Sie sich bequem hin, atmen Sie tief ein und aus und sagen Sie laut das Wort »Danke«. Warten Sie einen kleinen Moment ab und achten Sie darauf, wie es Ihre Gefühle verändert.

Ist es nicht wunderbar, was ein einziges Wort in Ihnen auszulösen vermag?

Wir freuen uns an dieser Stelle in unseren Seminaren immer, weil die Teilnehmer dann beginnen, leise zu lächeln. Eine innere Freude macht sich im Seminarraum breit, die regelrecht spürbar ist. Viele der Teilnehmer fühlen als Reaktion auf das Wort »Danke« eine Wärme; manchmal im Bauch, meistens aber in ihren Herzen. Oft berichten sie, dass sie in ihren Körpern jetzt mehr Raum fühlen würden.

Wer möchte, kann sich die erstaunliche Wirkung dieses »Zauberwörtchens« auch im Alltag zunutze machen. Das ist ganz einfach: Manchmal haben wir zu wenig Zeit, um zu meditieren, obwohl der Wunsch nach Ruhe und Zentrierung groß ist. Dann können Sie das Wort »Danke« mehrfach wiederholen und sich gleichzeitig beide Hände aufs Herz legen. Das wirkt immer und sehr schnell.

Sie können es auch einmal bewusst ausprobieren und einem Mitmenschen »Dankeschön« sagen, wenn er Ihnen etwas Gutes getan hat. Sie werden erleben, wie die Mienen sich aufhellen und die Menschen freundlicher werden.

Wir erleben Dankbarkeit als die intensivste Form positiven Denkens – als eine Quelle der Lebensfreude. Dankbarkeit wirkt wie offene Anerkennung für andere. Und wenn wir Anerkennung zeigen, verbessert sich jede Situation, weil wir das Positive im anderen verstärken.

Ebenso wie wir Menschen auf das »Danke« reagieren, so reagieren auch Gefühle in unseren inneren Bildern. Beispielsweise beginnt das Gefühl »Wut« zu lächeln, wenn wir uns bei ihm bedanken – das würde man doch gar nicht erwarten. Nicht von ungefähr sagen wir, dass uns diese Abläufe ein wenig an Geschehnisse in Märchen erinnern – und das »Dankeschön« ist die Zauberformel!

Die Kraft der Vorstellung

In der Emotionalkörper-Therapie machen wir uns die Kraft der Vorstellung zunutze. Wir wissen ja, dass unsere Gehirne nicht zwischen Gedanken und Vorstellungen und der tatsächlichen Realität unterscheiden können. So macht uns beispielsweise der Anblick appetitlicher Speisen auf einem Teller den Mund wässrig und ruft Vorfreude hervor – ebenso, wie es auch ein Foto oder der bloße Gedanke an das gute Essen tut. In der EKT nutzen wir diese Verknüpfung vor allem bei dem letzten Schritt »Was kann ich für dich tun?«.

Die Gedanken sind die Sprache des Gehirns, die Emotionen sind die Sprache des Körpers, und in dem letzten Schritt der EKT werden beide innerlich verknüpft. So bekommen wir Zugang zu dem Bereich, in dem wahrer Wandel stattfindet, im inneren Erleben der gewünschten Situation – zuerst noch in der Vorstellung, was sich dann automatisch auf das reale Leben auswirkt.

Eine innere Antwort kommt oft in Form einer ganz praktischen Anweisung, beispielsweise: Schreie ganz laut! Da dies in einem Wohnhaus mit vielen Nachbarn schlecht möglich wäre, nehmen wir also die Vorstellung zu Hilfe, wie etwa bei Paula. Bei der 14-Jährigen meldete sich das Bedürfnis, ganz laut zu schreien. Ich bat sie, dies gleich einmal in ihrer Vorstellung zu tun. Sie stellte sich dabei vor, auf einem Berg zu stehen. Es dauerte mehrere Minuten, bis sie mir signalisierte, dass sie – innerlich – das Schreien beendet hatte. Sie atmete tief durch und wirkte richtig erschöpft. Nach einer langen Pause meinte sie: »Mein Bauch fühlt sich von innen an wie eine große Kirche. Da ist so viel Platz und es klingt so schön, wenn ich töne. Es fühlt sich heilig an. Hier kann mir keiner etwas tun, hier fühle ich mich geschützt. Ich möchte wieder hierher kommen. Am liebsten schon morgens, wenn ich aufwache. Und abends, wenn ich schlafen gehe, setze ich mich in meine Kirche und singe.« Strahlend öffnete sie die Augen und sagte laut: »Danke!« Das Schreien hat bei Paula tatsächlich zu einer Befreiung geführt, obwohl der Vorgang nur in ihrer Vorstellung stattfand.

Anwendung der Emotionalkörper-Therapie

Es gibt zahlreiche Situationen, in denen die Emotionalkörper-Therapie sehr hilfreich sein kann. Die wichtigsten sehen Sie hier:

Wann wenden wir die EKT an? Wenn …

- wir Selbstheilungskräfte in uns und in anderen stärken wollen.
- wir nicht sicher sind, welche Richtung wir im Leben einschlagen sollen.
- wir körperliche Schmerzen haben.
- wir im Leben neuen Herausforderungen begegnen.
- wir unter einer schweren Krankheit leiden.
- wir uns wünschen, unseren persönlichen Entwicklungsprozess zu beschleunigen.
- wir mehr über unsere Glaubenssätze wissen wollen.
- wir nicht immer wieder die gleichen begrenzten Erfahrungen im Leben machen wollen.
- wir still werden wollen.
- wir unserer Intuition Aufmerksamkeit schenken wollen.
- wir lernen wollen, dass Krankheit und Leid keine Strafen sind.
- wir tief in uns wissen, dass nicht alle Antworten auf die Fragen des Lebens allein aus der Wissenschaft kommen.
- wir mehr Liebe in unser Leben und in das Leben unserer Mitmenschen bringen wollen.
- wir einer anderen Person mit Einfühlungsvermögen und Geduld zuhören wollen.

Anwendungsebenen der Emotionalkörper-Therapie

Mit der EKT wollen wir unsere Gesundheit wiederherstellen – darunter verstehen wir die Gesundheit von Körper, Geist und Seele. Mithilfe unserer Methode wollen wir unsere Klienten zurückführen in das Gefühl der Zuversicht, mit allen Anforderungen ihres Lebens fertigzuwerden. Wir wollen ihnen den Zugang zu ihrer Kraft erleichtern, damit sie lernen, besser mit Stress und krank machenden Einflüssen umzugehen und diese Anforderungen des Lebens als Herausforderungen annehmen können. Für uns schließt Gesundheit also auch die Aspekte Lebenswille, Lebensfreude und Lernbereitschaft ein.

In der Emotionalkörper-Therapie können Beschwerden aller Art angesprochen werden: kleine Sorgen und große Sorgen, Beziehungsprobleme, Eifersucht, kleine Ängste und große Ängste, Verletzungen, Ärger, Wut, seelische Schmerzen, Depressionen sowie jedes Krankheitssymptom wie beispielsweise Schwindelgefühle, Migräne, Rückenschmerzen, Herzbeschwerden oder Magen-Darm-Erkrankungen. Kurzum, jedes Gefühl und jede Krankheit können zum Thema gemacht und behandelt werden. Sehr bewährt hat sich die Emotionalkörper-Therapie in der Arbeit mit Traumen sowie in der Unterstützung von Paaren mit Kinderwunsch, die lernen wollen, mit ihren ständig Achterbahn fahrenden Gefühlen umzugehen. Sie kann als begleitende Maßnahme vor und nach chirurgischen Eingriffen ebenso dienlich sein wie bei Anästhesien, größeren diagnostischen Eingriffen und anderen Heilverfahren, beispielsweise Chirotherapie und physikalische Therapie. Als besonders wirksam hat sich die Emotionalkörper-Therapie auch in der Behandlung von chronischen Krankheiten sowie als begleitende Maßnahme von aggressiven Therapien erwiesen, beispielsweise bei Krebs und bei medizinisch austherapierten Patienten. Ebenso hat sie sich in Lebensübergangssituationen bewährt, also in der Geburts- und Sterbebegleitung.

Immer häufiger kommt die EKT bei Kindern und Jugendlichen zur Anwendung. Sei es, dass schulische Probleme auftauchen oder ADHS diagnostiziert wird, oder dass kleine Kinder ihr »Aua« besser ertragen, wenn es einfach sein darf. Unabhängig von ihrem Alter erfahren Kinder, dass manche Wünsche nicht erfüllt werden können und dass Abschiednehmen von einem Tier oder einem lieben Menschen sehr wehtun kann. Die dann auftauchenden Gefühle wie Trauer, Ungerechtigkeit oder Wut können mithilfe der EKT besser bewältigt werden.

Ebenso vielfältig wie die möglichen Einsatzbereiche sind auch die vielschichtigen Wirkungen der Emotionalkörper-Therapie, von denen jeweils einige im Vordergrund stehen:

- Mit der EKT geben wir den Klienten Anregung zur Selbstregulation auf der *körperlichen Ebene* bei dem Wunsch nach Schmerzfreiheit, dem Umgang mit Krankheit, Schlafen oder Sexualität.
- Mit der EKT geben wir den Klienten Anregung zur Selbstregulation auf der *emotional-sozialen Ebene* bei dem Wunsch nach Liebe, Freundschaft, Zugehörigkeit.
- Mit der EKT geben wir den Klienten Anregung zur Selbstregulation auf der *mentalen Ebene* bei dem Wunsch nach Entscheidungshilfe, nach Wissen und Verstehen, und bei dem Wunsch, etwas mehr über sich zu lernen.
- Mit der EKT geben wir den Klienten Anregung zur Selbstregulation auf der *spirituellen Ebene* bei dem Wunsch nach Entwicklung der eigenen Intuition, nach Selbstverwirklichung, nach persönlichem Wachstum und kreativer Entfaltung, nach Authentizität und der Verwirklichung des eigenen Entwicklungspotenzials, sowie bei dem Wunsch, Glaubenskrisen zu bewältigen.

- Mit der EKT geben wir den Klienten Anregung zur Selbstregulation auf der *alltäglichen* Ebene bei dem Wunsch, in der Familie und im Beruf Freude zu empfinden, mit den Finanzen auszukommen, mit Nachbarn und Mitmenschen friedvoll umgehen zu lernen.

Kein Mensch lässt sich eindeutig kategorisieren, sodass viele seiner Probleme mehr als einem Bereich zuzuordnen sind. In der EKT arbeiten wir während einer Sitzung meistens in mehreren Bereichen, da sich hinter einem physischen Problem wie dem Schmerz oft ein emotionales oder soziales Thema versteckt. Das wird an den Fallbeispielen am Ende des Buches, die die weit gefächerten Anwendungsbereiche der EKT widerspiegeln, ganz besonders deutlich. So kam beispielsweise Paul, um dessen Geschichte es in dem Fallbeispiel »Das halbe Herz« geht, mit einem Problem im physischen Bereich (Allergie) zu uns. Hinter diesem Symptom verbarg sich das eigentliche Problem im emotionalen Bereich (Jugendfreundin).

In welchen Fällen würden wir die Emotionalkörper-Therapie nicht anwenden?

Unsere Methode entwickelten wir für Menschen wie »Du und ich«, das heißt überwiegend für gesunde Menschen, die vor einem Problem stehen, beispielsweise im Burn-out sind, oder eine Entscheidungshilfe brauchen. Die EKT hat sich bewährt bei Menschen, die in einer Lebenskrise bzw. einer Krankheit stecken und vor allem bei Menschen, die sich innerlich weiterentwickeln wollen.

Bei der Anwendung von EKT ist es nötig, dass ein Mensch sich in einem gewissen Maße selbst steuern kann. Schwierig kann es werden, wenn ein Mensch zu einer solchen Selbststeuerung nicht in der Lage ist wegen einer schweren psychischen Krankheit. Dann ist EKT eher nicht zu empfehlen.

Für geistig verwirrte Menschen in einem akuten psychotischen Zustand, schwer depressive Menschen in Selbstmordgefahr sowie Menschen mit schwerer Suchtproblematik oder bei schwerer posttraumatischer Belastungsstörung würden wir die EKT im akuten Zustand nicht empfehlen.

Wir werden oft gefragt, welche Erfahrungen wir bei Menschen mit einem Trauma gemacht haben. Dazu können wir sagen, dass es bisher zu keiner Retraumatisierung gekommen ist, da alle Klienten den EKT-Prozess selbst steuern konnten. Der eigene Körper schützt dann den Klienten vor Erlebens-Schichten, die er in diesem Moment der Begleitung noch nicht anschauen und bearbeiten möchte. Es kommt immer nur so viel an die Oberfläche, wie er zu bewältigen in der Lage ist. Das gleiche gilt auch für eine Depression oder für das Burn-out-Syndrom.

Ein Beispiel für die Selbststeuerung: Eine Klientin kam ein Jahr lang jeden Monat zur Begleitung. Mit jeder Begleitung kam sie mehr und mehr in die Tiefe. In der 12. Begleitung brach sie ab mit der Begründung: »Jetzt geht es an mein Innerstes. Da kann und will ich noch nicht ran.« Sie kam sechs (!) Jahre später mit den Worten: »Ich bin jetzt bereit, dort hinzuschauen.«

Ein anderes Beispiel: Eine Klientin mit Burn-out-Syndrom, die schon einige Begleitungen hinter sich hatte, meldete sich drei Wochen lang nicht. Danach rief sie an und berichtete, dass sie vom Burn-out in die Depression abgerutscht sei und zwischenzeitlich niemanden mehr sehen und auch keine Hilfe (Medikamente, Klinik etc.) annehmen wollte. Doch als sie so zurückgezogen unter ihrer Bettdecke lag, fielen ihr unsere EKT CDs ein und sie begann, die CDs regelmäßig zu hören. Ihr Geist und ihre Seele fanden Halt in den Worten und in der Musik und so haben die EKT CDs sie durch den Prozess hindurch begleitet und unterstützt, bis es ihr wieder besser ging.

Wie wenden wir die Emotionalkörper-Therapie an?

Die EKT ist liebevoll. Um Heilung zu erfahren, muss ein Klient nicht all die bedrohlichen Erfahrungen seines Lebens erneut in sich hochkommen lassen. Sein Unbewusstes scheint ihn genau davor zu schützen, indem es von einem zurückliegenden Trauma nur gerade so viel an die Oberfläche bringt, wie der Klient auch wirklich in einer Sitzung verarbeiten und transformieren möchte.

Häufig zeigt sich ein inneres Bild aus der Vergangenheit, beispielsweise aus der Zeit, als das Leid entstanden ist oder zum ersten Mal gespürt wurde. So erzählte eine Klientin beispielsweise: »Ich bin drei Jahre alt und spiele ganz alleine im Zimmer. Niemand ist da. Ich gehe ans Fenster und wünsche mir meine Mama herbei, aber sie kommt nicht. Ich fühle mich sehr alleine und weine.« Auf die Frage der Therapeutin, was sie am liebsten tun würde, entgegnete die Klientin: »Ich möchte hingehen und das Kind in den Arm nehmen. Ich will ihm sagen, dass ich immer für es da sein möchte.« In der Vorstellung tut sie genau das. Für diesen Prozess lassen wir ihr alle Zeit, die sie benötigt. Die Klientin fühlt sich nun nicht mehr hilflos, ausgeliefert, ohnmächtig und abhängig, wie sie sich als dreijähriges Kind erlebt hat, sondern erfährt, dass sie sich selbst geben kann, was sie braucht. Sie kann das Kind als eigenes »inneres Kind« in sich aufnehmen und fortan selbst für es sorgen.

In den vielen Jahren, in denen wir die EKT praktizieren, haben wir festgestellt, dass uns nicht die ausweglose Situation beziehungsweise das erlebte Trauma blockieren, sondern vielmehr unsere Bewertung dieser Erfahrungen sowie die Emotion, die wir mit der Erinnerung verbinden. Mit der Emotionalkörper-Therapie können wir dieses behindernde Gefühl sowie die Bewertung der Situation transformieren.

Ein immer wieder vorkommendes inneres Bild ist das Auftauchen eines Gegenübers, das den Klienten erscheint. Dies kann ein Freund sein, ein Familienmitglied, ein Feind, ein bereits Verstorbener, ein Tier, ein Fabelwesen, ein Engel oder etwas sehr Erschreckendes – ein Teufel, ein Drachen oder das Böse. Was immer sich zeigt, die vier Schritte der EKT bleiben stets die gleichen: Wir begrüßen, wir bedanken uns, wir nehmen in Liebe an und wir fragen: »Kann ich etwas für dich tun?« Auch das allerschlimmste oder allerbedrohlichste Wesen wird weich, wenn es in Liebe angenommen wird. Es wird sich transformieren oder die Botschaften überbringen, die für den Klienten momentan wichtig sind.

Manchmal wird dieses Wesen des Widerstandes, der Ängste, der Trauer kleiner und verliert seine beherrschende Dominanz. Dann ist es auf Wunsch des Klienten auch möglich, für das kleine, negative Wesen einen neuen Platz im Körper zu finden und es auf diese Weise zu integrieren.

Die Emotionalkörper-Therapie ist ein Werkzeug, eine Technik, mit der sich viele Probleme des Lebens »anpacken« lassen. Folgendes Beispiel mag das veranschaulichen:

Viele von uns denken, sie seien übergewichtig. »Ich bin zu

dick«, denkt die Klientin und sagt es auch über sich. Nun könnte man sie mit Aussagen wie »Ach, stimmt doch gar nicht« aufmuntern, aber das hilft meistens nicht. Die Klientin wird also aktiv und versucht, eine Änderung auf rein körperlicher Ebene herbeizuführen: Sie beginnt eine Diät. Doch das verlorene Gewicht, ist oft bereits nach einigen Wochen wieder angefuttert – ein solcher Ansatz schlägt meistens fehl. Die EKT hingegen haben wir als gute Hilfe erlebt, weil sie beides, das negative Gefühl und die negativen Gedanken, zunächst einmal annimmt und dann verändert.

Kommt eine Klientin mit solch einer Problematik zu uns, so werden wir sie wie üblich bitten, sich zu entspannen. Nach der Einleitung bitten wir sie, den Satz »Ich bin zu dick« mehrfach laut zu wiederholen. Wir bitten sie, den Worten nachzuspüren, um herauszufinden, wo diese Worte in ihrem Körper eine Resonanz auslösen. Sie beschreibt uns dann ihr Gefühl, wenn sie sich selbst verurteilt. Meistens ist dies eine unangenehme, traurig machende Emotion, die wir mithilfe der EKT transformieren. Gleichzeitig lösen wir bei der Klientin das vernichtende Urteil über sich selbst auf. Sie entwickelt daraufhin ein neues, positiveres Gefühl zu ihrem Körper, ihre geistige und seelische Einstellung ändern sich und in der Folge ändert sich auch ihr physischer Körper – mit und ohne Diät.

So finden die Prinzipien der Emotionalkörper-Therapie überall ihren Einsatz, angefangen bei den ganz einfachen Belangen des Alltags bis hin zu wesentlich komplexeren Themen. Mütter mit Kindern, Freundinnen untereinander, ja sogar Fußgänger können die EKT anwenden, wenn sie beispielsweise an einem bellenden Hund vorbeikommen und ihm sagen: »Du passt aber gut auf hier!« Sie brüllen den Hund nicht an (»Sei still!«), sondern wenden sich ihm stattdessen zu, danken ihm und schenken ihm Aufmerksamkeit.

Wollen Sie die EKT einmal bei sich selbst ausprobieren, wenn beispielsweise ein Schmerz Sie plagt, dann sprechen Sie ihn doch einfach mal folgendermaßen an: »Mein Schmerz, ich spüre dich, danke, dass du dich zeigst.«

Fühlen Sie bewusst, wie sich der Schmerz verändert. Vielleicht wird er anfangs stärker, um dann eine ganz andere Form anzunehmen. Sobald Sie im Dialog mit Ihrem Schmerz sind, vertrauen Sie sich seiner Führung an oder verfahren Sie nach der Vorgehensweise, wie wir sie in dem folgenden Kapitel beschreiben.

Vorgehensweise der Emotionalkörper-Therapie

Wir wollen mit der EKT die Selbstheilungskräfte der Klienten mobilisieren und sie wieder mit ihren eigenen Kräften in Berührung bringen. Wir machen ihnen keine Vorschläge, indem wir sagen, was sie tun sollen, sondern folgen den Bildern und dem Tempo der Klienten. Wenn es den Klienten gelingt, ihre eigene Liebe in sich selbst zu finden, werden sie sich heilen können.

Die Emotionalkörper-Therapie besteht im Wesentlichen aus den vier folgenden Grundelementen, die wir als die vier Schritte der EKT bezeichnen:

1. Das Gefühl begrüßen
2. Dem Gefühl danken
3. Das Gefühl annehmen
4. Das Gefühl fragen: »Kann ich etwas für dich tun?«

Die einzelnen Schritte im Überblick

Die Darstellung auf Seite 71 soll Ihnen einen Überblick über die elementare Vorgehensweise einer EKT-Sitzung geben. Sie kann Ihnen zugleich als Rezept oder Gerüst dienen, wenn Sie eine EKT-Sitzung mit sich selbst, mit einem Angehörigen, einer anderen Person aus Ihrem Umfeld oder einem Klienten durchführen wollen. Es ist zu empfehlen, diese als Kopie bei sich zu tragen, sie neben sich zu legen, wenn Sie jemanden begleiten, oder sie in dem Raum, in dem Sie sich aufhalten, an die Wand zu hängen. Sie soll Ihnen eine Hilfe sein, mit der Sie mühelos und sicher eine Begleitung durchführen können. Wir benutzen hier das *Du* als Ansprache, weil wir auch in unseren Seminaren überwiegend damit arbeiten. Auf den folgenden Seiten wollen wir Ihnen die einzelnen Punkte erläutern.

1. Vorgespräch

Ein Vorgespräch dauert bei uns in der Regel nur fünf bis zehn Minuten. Es ist ein kurzes Gespräch, weil wir im Gegensatz zu anderen psychotherapeutischen Verfahren keine Diagnose benötigen, um eine Therapie zu beginnen. Ebenso wenig brauchen wir umfassende Kenntnisse über die Vergangenheit oder das Leben des Klienten. Ein Vorgespräch soll klären, in welchem Zustand er sich momentan befindet und ob er Wünsche und Bedürfnisse für die anstehende Sitzung mitbringt. Wir möchten vor allem erfahren, ob der Klient an einem bestimmten, selbst gewählten Problem arbeiten möchte, oder ob sein Unterbewusstsein wählen soll, welches Thema für die Weiterentwicklung hilfreich wäre. Je nachdem, wie die Entscheidung des Klienten ausfällt, werden wir in der Begleitung den Schritt 8. a) oder 8. b) wählen.

Kommt ein Klient zum ersten Mal zu uns, beschreiben wir vor der Sitzung die einzelnen Schritte der Behandlung, wenn das erwünscht ist.

2. Bequeme Position

»Nimm eine bequeme Position ein.«

In der Regel liegt der Klient, die Begleiterin sitzt daneben. Es hat sich bewährt, ein »Nest« zu bauen und eine Umgebung herzustellen, in der sich der Klient optimal entspannen kann. Ein ausklappbarer Sessel mit beliebig verstellbarer Sitzposition beispielsweise ist ideal für Begleitungen. Selbstverständlich sind eine Liege, ein Sofa, ein Bett oder eine Matte auf dem Fußboden ebenfalls für eine Begleitung geeignet, solange man es sich darauf ausreichend bequem machen kann. Es ist ratsam, eine leichte Decke bereitzulegen, damit der Klient sich bei Bedarf zudecken kann.

Wenn sich jemand an uns wendet, der bereits Erfahrung mit unserer Methode hat, so ist eine Begleitung auch in einem Café, auf der Wiese oder sogar am Telefon möglich.

3. Augen schließen

»Schließe deine Augen.«

Wir schlagen unserem Klienten vor, seine Augen zu schließen. Das erleichtert es ihm, seine Aufmerksamkeit nach innen zu wenden, und er ist weniger abgelenkt durch äußere Eindrücke. Der Klient schaut dann sozusagen mit seinen »inneren Augen«. Manche Menschen empfinden es als angenehm, wenn sie sich dabei ein Seidentuch über die Augen legen können. Aber natürlich ist eine Begleitung auch bei geöffneten Augen möglich.

4. Atmung

»Atme fließend.«

Wir bitten den Klienten, ein paar Mal fließend ein- und auszuatmen und die Muskulatur zu entspannen. Oft merken wir, wie wir an dieser Stelle selbst ruhiger werden und dass auch unsere Atmung sich vertieft. »Bitte, komme ganz hier in diesem Raum, hier in deinem Körper an.« – wenn wir diesen Satz aussprechen, unterstützen wir den Klienten dabei, sich zu fokussieren, sich nach innen zu wenden und ganz auf sich selbst zu konzentrieren.

5. Energiefluss-Unterstützung durch den Begleiter

Langsam kommt der Klient zur Ruhe und wir stellen uns ganz auf ihn ein, indem wir uns mental mit seinem inneren Kern, seinem Wesen verbinden. Wir sind als Begleiter total fokussiert auf ihn und sein Thema. Alle alltäglichen Sorgen und Gedanken sind verschwunden, auch Raum und Zeit verlieren ihre Bedeutung. Wichtig sind jetzt nur noch der Mensch, den wir begleiten, und unser Dialog, den wir miteinander erleben.

Zur EKT-Begleitung gehört auch die energetische Unterstützung unserer Klienten. Das energetische Arbeiten ist vielleicht nicht jedermanns Sache – und es schadet nicht, wenn dieser Schritt ausgelassen wird – doch unsere langjährige Erfahrung hat uns gelehrt, dass der Prozess einer Begleitung dadurch erheblich beschleunigt und unterstützt wird.

Wir bewegen unsere Hände etwa 20 bis 30 Zentimeter über dem Körper des Klienten und nehmen dadurch seine Energien wahr. Der Klient erlebt diese Berührung in seinem Emotionalkörper als fließende Energien und als Erleichterung, den eigenen Körper deutlicher zu spüren. Es gelingt ihm, leichter mit Blockaden und Gefühlen in Kontakt zu kommen.

Für uns fühlt sich die Energieschicht über dem Körper wie eine zweite Haut an, wie eine Schicht, die zu uns gehört wie das Fell zur Katze. Dabei fühlen wir verschiedene Temperaturen, manchmal auch »Löcher« oder besonders heiße Zonen. Wir lassen Energie durch unsere Hände fließen und bemühen uns, die unterschiedlichen Zonen auszugleichen. Das kann einige Minuten dauern; manche Klienten können die veränderte Energie spüren. Wenn wir den Klienten fragen, was er wahrnimmt, hören wir am häufigsten die Aussage: »Ich fühle mich jetzt ruhig und umgeben von einer Wolke. Ich fühle mich sehr sicher.«

6. Innere Anbindung

»Verbinde dich mit dem, was dir heilig ist, und/oder was dir Kraft gibt.«

Wir bitten den Klienten, sich mit dem zu verbinden, was ihm persönlich heilig ist. Das kann ein Licht, Jesus oder Maria, Sai Baba, Buddha, Allah, ein Schutzengel, ein Baum, eine Person, oder im Falle der Indianer das Totemtier oder im Falle eines Kindes beispielsweise auch der Lieblingsteddy sein. Da wir oft nicht wissen, welcher Religion unsere Klienten angehören oder ob sie sich überhaupt einer Glaubensrichtung zugehörig fühlen, haben wir den Satz so offen wie möglich formuliert: »Verbinde dich mit dem, was dir heilig ist«, oder auch: »Verbinde dich mit dem, was dir Kraft gibt.«

In unseren Gruppen gibt es manchmal Teilnehmerinnen oder Teilnehmer, die keinen Gott kennen. Sie finden dann andere Möglichkeiten. So wählte beispielsweise eine Teilnehmerin einen Baum, zu dem sie oft ging, wenn sie allein sein wollte, und verband sich geistig mit ihm; eine Indianerin verband sich mit ihrer verstorbenen Großmutter und eine überzeugte Atheistin mit der »Mitmenschlichkeit«. In den USA – in denen wir viele unserer Seminare anbieten – glauben 93 Prozent der Bevölkerung an einen Gott und viele Menschen beten regelmäßig im Alltag. Daher ist es auch nicht ungewöhnlich, wenn ein Klient an dieser Stelle laut oder leise beten möchte; er darf das gerne tun.

Wenn wir hier das Wort »Gott« verwenden, dann meinen wir alles, was göttlich ist, aber verschiedene Namen trägt, die die Religionen dieser Gottheit gegeben haben. Jeder von uns hat seine eigene Vorstellung von Gott, und wir beziehen uns völlig wertfrei auf alle diese Vorstellungen. Der zentrale Punkt, um den es uns hier geht, ist der folgende: Wir meinen mit Gott das, womit wir uns verbinden, was wir anrufen und was uns heilig ist. Alle Nichtgläubigen bitten wir um Nachsicht – vielleicht können sie die »Allumfassende Liebe« an die Stelle von Gott setzen. Wem das gar nicht liegt, der hole sich Hilfe und Unterstützung bei einer Figur oder einem Symbol seiner Wahl.

Als Begleiterin lassen wir unserem Klienten zwei bis drei Minuten Zeit, diese Verbindung herzustellen. Auch wir verbinden uns mit dem, woran wir glauben. So wie alle Klienten an etwas Eigenes glauben, hat auch jede Begleiterin ihren individuellen Glauben. Die eine verbindet sich mit der universellen Liebesenergie, die andere mit der Energie des Reiki oder der Energie verschiedener Meister und Heiliger.

Die persönliche Verbindung mit der höheren Weisheit führt in den meisten Fällen zu einer Zunahme der Energie um den Klienten und um uns herum. Susanna beispielsweise nimmt diesen erhöhten Energiepegel mitunter so wahr, als sei alles um sie herum heller, manchmal ist alles im Raum klarer, so als hätte sie eine »Superbrille« auf.

7. Bitte um Unterstützung

»Sage laut: ›Ich bitte um höhere Führung und um Unterstützung.‹«

An dieser Stelle eröffnen wir den verbalen Kontakt mit dem Klienten. Das Nachsprechen des oben genannten Satzes löst ihn aus seinem Schweigen und bringt ihn in Kontakt mit der Begleiterin.

Wir haben die Erfahrung gemacht, dass allein das Aussprechen der Bitte um Unterstützung die Sitzung beschleunigt und die Begleitung dadurch eine höhere Qualität erreicht. Hilfe anzunehmen kann als ein ganz großes Geschenk empfunden werden. Das Herz öffnet sich, Verspannungen im Körper geben nach und die eigene Entspannung führt in einen noch tieferen Bewusstseinszustand.

8. Der Weg nach innen

Für den Weg nach innen gibt es drei verschiedene Möglichkeiten, von denen eine ausgewählt wird.

a) Offenes Thema: »Lenke deine Aufmerksamkeit in deinen Körper und beginne mit dem, was sich als Erstes zeigt.«

Wollen wir diesen Weg nach innen beschreiten, bitten wir den Klienten, seine Aufmerksamkeit nach innen zu richten und in seinen Körper hineinzufühlen. »Spüre in deinen Körper und fühle, ob sich dort etwas bemerkbar macht. Gibt es vielleicht ein Organ oder ein Körperteil, das sich in irgendeiner Weise meldet? Hast du eine körperliche Empfindung, zum Beispiel Druck, spürst du ein Gefühl, etwa Trauer? Beschreibe, was du wahrnimmst.« Wenn nicht gleich eine Antwort kommt, warten wir ein wenig und fügen dann unterstützend hinzu: »Auch das kleinste Signal, ein Unwohlsein, auch ein Kitzeln im großen Zeh ist ein Zeichen. Nimm das, was sich als Erstes meldet.«

Auf unsere Frage »Was fühlst du?« bekommen wir fast immer eine Antwort. Da die Frage bewusst offen formuliert wird, entscheidet der Klient selbst, wie er sie versteht. Die Antwort kann darin bestehen, dass eine körperliche Wahrnehmung, beispielsweise Druck im Magen, benannt wird oder auch eine Emotion, etwa Wut auf den Chef. Möglicherweise beschreibt der Klient auch ein inneres Bild, beispielsweise: »Um mich herum ist alles grau.« Irgendeine Empfindung oder ein Gefühl tritt immer in den Vordergrund und macht auf sich aufmerksam.

Angenommen, der Klient nimmt einen Druck wahr. Dann fragen wir weiter: »Wo spürst du diesen Druck? Kannst du deine Aufmerksamkeit dorthin lenken, ist der Druck eher hart oder weich, hat er vielleicht eine Farbe oder sogar eine Form?«

Mitunter erklärt ein Klient, er würde nichts spüren. Es gibt dann für uns mehrere Möglichkeiten, mit diesem *Nichts* umzugehen. Eine Möglichkeit besteht darin, das Nichts zu begrüßen: »Nichts, ich begrüße dich.« Sehr oft nimmt das Nichts dann eine Form oder Farbe an. Eine andere Möglichkeit besteht in einer Nachfrage: »Wo in deinem Körper spürst du das Nichts?« Die Antworten sind oft überraschend; um nur ein Beispiel zu nennen: »Das Nichts ist ein Loch, eine Leere in meinem Bauch.« Wunderbar, also begrüßen wir die Leere im Bauch und haben somit den roten Faden in die Hand bekommen. Eine weitere Möglichkeit besteht darin, den inneren Widerstand anzusprechen: »Mein Widerstand gegen Gefühle, ich begrüße dich.« Eine Klientin konnte daraufhin ein hundeähnliches Fabelwesen wahrnehmen, das sich in ihren Arm verbissen hatte. Mit diesem Tier konnte sie Kontakt aufnehmen und so an ihre Gefühle kommen.

Eine andere Möglichkeit besteht darin, das Fühlen zu erlernen. Dazu führen wir mit unseren Klienten die zuvor erläuterte Nein-Ja-Übung durch (siehe Kapitel »Über das Nein und das Ja«). Diese Worte sind unverfänglich und konnten bisher bei allen Personen eine emotionale Resonanz, innere Bilder oder auch Bewegungen in ihrem Körper hervorrufen. Eine Klientin, die erstmalig eine EKT erlebte, war nicht in der Lage, bei den Worten »Meine Mutter, ich spüre dich« eine Reaktion in ihrem Körper wahrzunehmen. Nach der Nein-Ja-Übung kam sie in Kontakt mit ihren Gefühlen, sodass sie bei dem zweiten Versuch, »Meine Mutter, ich spüre dich« auszusprechen, ein deutliches Zusammenziehen ihrer Bauchmuskulatur wahrnehmen konnte.

b) Beginn mit einem selbst gewählten Thema

Es kommt vor, dass Klienten ein ganz bestimmtes Problem ansprechen wollen. Dies geschieht, wenn aus einem inneren Druck heraus ein aktuelles Thema besonders wichtig erscheint, beispielsweise: »Ich habe einen Termin zur Wurzelbehandlung beim Zahnarzt, habe aber schreckliche Angst davor.«

Klienten mit einem selbst gewählten Thema bitten wir, das

Thema laut anzusprechen, zum Beispiel: »Meine Angst vor der Wurzelbehandlung, ich spüre dich«, und diesen Satz mehrfach laut zu wiederholen. Sobald sie die Angst in ihrem Körper spüren können, begleiten wir sie in ihre Prozesse.

Manchmal kann das anfangs eingegrenzte Thema jedoch eine ganz neue Richtung einschlagen: Frau J., eine Amerikanerin, kam zu Susanna und bat um eine EKT-Sitzung speziell wegen ihrer Angst vor der bevorstehenden Chemotherapie. Bei ihr war vier Wochen zuvor Brustkrebs diagnostiziert worden. Vor Beginn der Chemotherapie war ihr ein Port (ein subkutan implantiertes kleines Gehäuse mit Membran und Gefäßanschluss zur Durchführung der Infusions-Chemotherapie) eingepflanzt worden. Susanna berichtet über den Verlauf der EKT-Sitzung: »Gleich zu Beginn der ersten Sitzung fühlte Frau J. den schmerzhaften Druck des Ports in ihrem Brustkorb. Noch bevor ich sagen konnte: ›Druck vom Port, ich spüre dich‹, war sie auch schon in Tränen ausgebrochen. Ich nahm an, dass sie aufgrund der Brustkrebsdiagnose weint, aber ich blieb erst einmal ganz still. ›Ich bin ja so froh, dass der Port rechts oben ist und nicht links oben und somit mein Herz nicht verletzt wurde‹, sagte Frau J. schließlich. Ich war verdutzt, denn was hatte das Herz mit ihrem eingegrenzten Thema, der Chemotherapie, zu tun? Ich atmete tief durch und blieb bei unserer verlässlichen Vorgehensweise: ›Mein Herz, ich spüre dich, ich danke dir, ich liebe dich, was kann ich für dich tun?‹, ließ ich Frau J. wiederholen. Zu meiner völligen Überraschung sagte ihr Herz: ›Hör auf zu rauchen.‹ Mir war unbekannt, dass diese Frau rauchte. In Kalifornien ist das Rauchen stark verpönt; Frau J. bestätigte, all die Jahre heimlich geraucht zu haben. So wurde aus dieser Sitzung keine Begleitung zur Chemotherapie, vielmehr thematisierte das Rauchen sich selbst. Ihr Herz gab meiner Klientin einige gute Ratschläge, was sie zur Förderung ihrer Gesundheit tun könne. Da alle diese Vorschläge aus ihr selbst kamen, konnte sie sie auch annehmen und umsetzen. Sie war in der

Lage, nur mit der Kraft des Erkennens weniger zu rauchen und hat jetzt zusätzlich eine Akupunkturbehandlung zur Rauchentwöhnung begonnen.«

Die Arbeit mit der EKT ist immer spannend. Zwei Menschen finden in vergleichbaren Situationen völlig unterschiedliche, individuelle Lösungen – und sehr oft werden wir von den Antworten überrascht.

c) Beginn mit einem Wohlgefühl: »Mein Wohlgefühl, ich begrüße dich.«

Bei Klienten, die wir schon sehr gut kennen und die trotz mehrerer Begleitungen in ihren Problemen sehr verstrickt sind, laden wir gerne das Wohlgefühl ein. Diese Klienten haben schon so viele schlechte Erfahrungen in ihrem Leben gemacht, dass sie denken, es gäbe ohnehin keine Lösung für ihre schwierige Situation. Wir verlassen uns darauf, dass auch diese Menschen irgendwann in ihrem Leben ein wohliges Gefühl kennengelernt und in ihrem Emotionalkörper abgespeichert haben. Mag sein, dass sie es vergessen haben, aber wenn sie direkt danach gefragt werden, dann finden sie es. Wir möchten sie daran erinnern und das Wohlgefühl wieder stärker werden lassen.

Nach dreißigjähriger Erfahrung können wir einen weiteren Effekt dieses positiven Einstiegs feststellen: Erstarrte, festgehaltene Energie beginnt wieder zu fließen, ungefühlte Körperteile füllen sich mit Wärme und Leben, die Selbstheilungskräfte erwachen und strömen durch alle Zellen. Dieser fließende Vorgang öffnet ganz sanft Türen zum Lebensmut, zur Selbstliebe und zur Lebensfreude.

Eine Klientin berichtete, dass es sich für sie so anfühle, als habe sie eine Kerze in einem völlig dunklen Raum angezündet. Sie fühle sich von der Kerze gewärmt und angezogen und das Licht beziehungsweise das Wohlgefühl breite sich langsam in diesem Raum, in ihrem Körper, aus.

Nachdem wir die positiven Auswirkungen, die mit dem Beginn eines Wohlgefühls einhergehen, erkannt haben, starten wir eine Begleitung immer öfter – selbst dann, wenn der Klient mit einem ihm wichtigen Thema zu uns gekommen ist – mit der Frage: »Wenn du ein positives Gefühl zu dir einladen dürftest, welches würdest du dann zuerst empfangen wollen?« Beginnt der Klient beispielsweise mit der Lebensfreude und erlaubt diesem Gefühl, sich in seinem Körper auszubreiten, wird es ihn bald ganz ausfüllen. In diesem lebensbejahenden Zustand fällt es den meisten Klienten viel leichter, auch ihre ungeliebten Gefühle anzunehmen. Sorgen um Krankheit, Einsamkeit und finanzielle Schwierigkeiten werden mit einem Wohlgefühl im Bauch anders erlebt, und Angst darf an der Wurzel heilen.

9. Die vier Schritte

Gefühle begrüßen

»Mein Gefühl, ich begrüße dich« und/oder »Mein Gefühl, ich spüre dich.«

Nachdem uns ein Klient mitgeteilt hat, dass er eine Empfindung im Körper wahrnimmt oder ein Gefühl, eine Emotion beobachtet, beispielsweise einen Schmerz in der Magengegend oder eine Wut, bitten wir ihn, diese Empfindung oder dieses Gefühl laut anzusprechen: »Mein Schmerz im Magen, meine Wut, ich begrüße dich.«

Manchmal drücken sich die Klienten jedoch diffuser aus, beispielsweise so: »Ach, ich bin noch ganz unruhig.« Dann lassen wir sie die Worte wiederholen: »Meine Unruhe, ich spüre dich, ich begrüße dich.« Oder sie sagen: »Ich bin so sauer auf meinen Chef«, dann sprechen wir ihnen vor: »Meine Wut auf meinen Chef, ich spüre dich, ich begrüße dich.« Wir sprechen also die Unruhe, die Wut, den Schmerz als eigenständiges Wesen an und teilen der Emotion auf diese Weise mit, dass wir sie wahrnehmen. Indem der Klient die Emotion anspricht, wird das Gefühl entweder heftiger oder es löst sich langsam auf. Auf jeden Fall kommt es zu einer Energiebewegung und dadurch immer zu einer Veränderung des empfundenen Gefühls. Im Laufe einer Sitzung durchleben die Klienten eine Reise durch körperliche Empfindungen, Bilder und Emotionen, die einander abwechseln, die sich verändern und entwickeln.

Ein weiterer Heilungsweg führt über innere Bilder. Klagt eine Klientin beispielsweise über einen diffusen Schmerz an einer Stelle ihres Körpers, können wir die Frage stellen: »Hat dieser Schmerz eine Farbe, ist diese Farbe eher hell oder eher dunkel? Hat dein Schmerz eine Form, ist er rund oder eckig? Empfindest du ihn eher als weich oder hart?« Auf diese Weise bekommt der Schmerz eine Konsistenz, er wird zu einem Bild, mit dem weitergearbeitet werden kann. Eine unserer Klientinnen berichtete beispielsweise, dass der Schmerz die Form einer Röhre annahm, in die sie hineinschauen konnte. Sie kroch schließlich hindurch und sah am Ende ein Licht, das ihren weiteren Weg beleuchtete. Ein Klient verwandelte den Schmerz in einen Bretterzaun, der so niedrig war, dass er darüber steigen konnte und in einem wunderschönen Garten landete. Hier fühlte er sich wohl, und inmitten der schönen Atmosphäre des fiktiven Gartens fiel es ihm leichter, positive Gefühle zu empfinden.

Kann ein Klient keine inneren Bilder wahrnehmen, hilft uns die folgende Frage weiter: »Kennst du diesen Schmerz?« Wird diese Frage bejaht, fragen wir außerdem: »Wann ist er zum ersten Mal aufgetaucht, wie alt warst du zu diesem Zeitpunkt?« Fast immer ist der Klient zwischen zwei und sechs Jahre alt gewesen, manchmal auch jünger, als er den Schmerz zum ersten Mal wahrgenommen hat. Der äußere Schmerz führt jetzt zum inneren Schmerz und legt ein Gefühl frei. Der Klient erlebt sich als das kleine Kind von damals, fühlt sich alleingelassen und sehr traurig. Seine Traurigkeit kann nun aufgegriffen und als roter Faden weitergeführt werden.

Andere Klienten führen eine ganze Palette von Unpässlichkeiten auf, ein Kratzen hier, eine Unsicherheit dort und noch einen Schmerz dazu. In dieser Situation können wir entweder jede einzelne Empfindung nacheinander bearbeiten oder wir lassen sie von dem Klienten zu einem Gesamtbegriff verschmelzen: »Wenn Sie diese Empfindungen zusammenfassen zu einem Wort, einem Gefühl, wie würden *Sie* dieses Gefühl dann benennen?« Ein eindrucksvolles Beispiel dafür gab Anja, die eiskalte Hände, Übelkeit und Kälte im Bauch, eine erstarrte Gesichtshälfte und einen Kloß im Hals folgendermaßen zusammenfasste: »Eiskaltes Stressgefühl«.

Nach der Begrüßung des Gefühls bleiben wir still, machen eine Pause und geben dem Klienten die Möglichkeit, mit seinem Gefühl in Kontakt zu treten, um uns dann mitzuteilen, wie dieses Gefühl reagiert hat. Oft kommt es bereits an dieser Stelle der Begleitung zu einem Dialog und das Gefühl sagt beispielsweise: »Na, endlich nimmst du mich wahr und kümmerst dich um mich.« Dann erst wenden wir uns dem nächsten Schritt zu.

Gefühlen danken

»Mein Gefühl, ich danke dir, dass du dich zeigst.« oder »Mein Gefühl, danke, dass du da bist.«

Normalerweise will ein Klient ein Gefühl, das er als lästig und furchterregend empfindet, unterdrücken oder »weghaben«. Dem Gefühl zu danken, ist für ihn fremd und ungewöhnlich. Gewichtige Gründe sprechen jedoch dafür, genau das zu tun. Wir danken dem Empfinden, beispielsweise dem Schmerz, dafür, dass er sich zeigt und wie ein rotes Lämpchen aufleuchtet, um uns darauf aufmerksam zu machen, dass etwas in unserem Körper nicht in Ordnung ist. Erst die Wahrnehmung des Schmerzes lässt uns darauf reagieren und Schlimmeres verhindern. Ein Klient fühlte zum Beispiel eine Enge in der Brust. Bei näherem Nachfragen erwies sich die Enge als ein Metallband um sein Herz. Dieses Metallband hat möglicherweise den Klienten vor weiteren Verletzungen seines Herzens bewahrt.

Es gibt immer einen Grund für das Erscheinen der als unangenehm empfundenen Gefühle. So kann beispielsweise Zorn eine Reaktion auf erlittenes Unrecht sein. Wenn wir ihm danken und die Ursache der erlittenen Ungerechtigkeit verstehen, wird sich der Zorn verringern, auflösen oder uns helfen, die Verhältnisse zu ändern.

Wir erfahren immer wieder, dass das Wort »Danke« ein Schlüssel zur Veränderung ist. Indem wir den Klienten dieses Wort aussprechen lassen, ermöglichen wir eine Verwandlung in seinem gesamten Energiefeld: Dinge kommen in Fluss, schmerzhafte Gefühle ändern sich und die Kraft seines Zorns kann positiv genutzt werden. Betrachten wir den Zorn als unseren Freund, verleiht er uns Kraft und Mut und zeigt uns, welche ungeheuren Energien wirklich in uns stecken.

Eine ablehnende Haltung ist eine negative Haltung, eine negative Einstellung. Um eine positive Veränderung zu erreichen, müssen wir zuallererst eine offene Haltung annehmen. Das kleine Wort *Danke* ist dabei eine sehr große Hilfe. Indem wir uns bei dem uns unangenehmen Gefühl bedanken, verwandeln wir unsere ablehnende Haltung in Dankbarkeit, in eine positive Einstellung. Menschen mit einer gelassenen, positiven Haltung fühlen sich besser, ihr Energiefeld ändert sich und eine andere Denk- und Empfindungsweise wird möglich.

Gefühle lieben

»Mein Gefühl, ich nehme dich in Liebe an.« oder »Mein Gefühl, ich liebe dich.«

Liebe fließt, wohin sie will. Kommen die Worte »Mein Schmerz, ich liebe dich« direkt aus dem Herzen, wird der Klient einen Liebesstrom erleben, der wärmend, reinigend und heilend in den Schmerz und um ihn herum fließt. Liebesenergie ist die feinste, aber kraftvollste Energieform. Sie ermöglicht es dem Klienten, den Schmerz als einen Teil seines Körpers zu erleben. Ohne Mühe kann er ihn jetzt annehmen und sein Verhalten ihm gegenüber verändern. Die Worte »Ich liebe dich« verändern die Energie. Aus einer negativen, ablehnenden Haltung wird eine positive Zuwendung. Ein negatives Gefühl wird nicht mehr als Feind betrachtet, gegen den wir kämpfen und Krieg führen müssen, sondern es wird zu einem Freund, den wir akzeptieren, wertschätzen und mit dem wir friedlich kommunizieren können. Ist es einem Klienten nicht möglich, dem unangenehmen Gefühl diese Liebeserklärung zu machen und die drei Worte »Ich liebe dich« auszusprechen, gelingt es ihm möglicherweise mit einer weniger emotional besetzten Formulierung:

»Mein Gefühl, ich nehme dich in Liebe an.«

»Mein Gefühl, du gehörst zu mir.«

Gefühle befragen

»Mein Gefühl, kann ich etwas für dich tun?« oder »Mein Gefühl, was kann ich für dich tun?«

Dieser Schritt der Emotionalkörper-Therapie ist der eigentliche, revolutionäre Kern der gesamten Vorgehensweise: Nachdem wir den Schmerz oder die Krankheit angenommen haben, hören und beobachten wir, welche Lösungen uns unser Körper anbietet. Die Antworten auf alle Fragen kommen direkt aus unserem Bauchgefühl oder unserer körpereigenen Weisheit.

Dadurch, dass der Klient selbst diese Antwort in sich wahrnimmt und spürt, ist die Bereitschaft, sie wirklich anzunehmen und umzusetzen, unendlich viel größer, als wenn diese Antwort als Ratschlag von außen käme oder als unangenehme Gedankenschleife – »Ich sollte dies, ich müsste das …« – im eigenen Kopf stecken bleiben würde.

Die Frage »Kann ich etwas für dich tun?« wird laut gestellt, und die Antworten, die aus dem Innersten kommen, sind meist klar, einzigartig und individuell, oft überraschend oder sogar lustig. Es kann sein, dass sich ein Schmerz ganz praktische, äußerliche Hilfe wünscht, beispielsweise bei einem Schmerz im Fuß: »Kaufe dir andere Schuhe.« Eine an Depressionen leidende Klientin bekam folgenden Rat: »Ziehe um in eine Sonnenwohnung.« Ihr kamen Zweifel: »Eine Sonnenwohnung, na, so einfach geht das doch nicht …« In so einem Fall stellen wir dem Gefühl weitere Fragen, zum Beispiel: »Was kann ich als Erstes tun, wie kann das geschehen, wo kann ich mir Hilfe holen?«

Ein weiteres Beispiel zeigt, wie konkret die Antworten auf diese Frage sein können: Ein gestresster Manager erhielt die Antwort: »Schalte beim Autofahren dein Handy aus. Genieße die Fahrten als Ruhepause zwischen den Terminen.« Nach der Sitzung war er sehr überrascht darüber, nicht schon früher auf diese scheinbar einfache Idee gekommen zu sein und setzte sie sofort in die Tat um.

Wenn die Frage »Kann ich etwas für dich tun?« gestellt wird, befinden sich die Klienten bereits in einem sehr entspannten Zustand, aus dem heraus ihre Aufmerksamkeit auf das »Bauchgefühl« völlig neue Perspektiven eröffnet.

Manchmal macht der Schmerz oder das Symptom Vorschläge, beispielsweise: »Ändere deine Essgewohnheiten, du benötigst mehr Proteine«, »Werde langsamer«, »Werde schneller, renne, laufe, beweg dich, tanze, singe« oder auch »Beschäftige dich mit bestimmten Dingen, die dir guttun, die dich entspannen, beispielsweise Malerei oder Musik«. Manchmal werden wir auch gebeten, zu vergeben, wie zum Beispiel der Mutter, dem Vater, sich selbst oder anderen Personen. Wenn wir uns und anderen vergeben können, werfen wir inneren Ballast ab – das Leben wird frei für neue Dinge.

Wir bitten unsere Klienten dann, sich vorzustellen, dass sie diese Vorschläge in die Tat umsetzen, und zwar während der Sitzung. Das ist wichtig, da wir aufgrund unserer Erfahrungen wissen, dass wir emotionale Veränderungen bewirken, indem wir den Forderungen unserer Gefühle bereits in der Imagination nachkommen. Wünscht der Schmerz beispielsweise: »Schreie deine Wut hinaus«, so ermuntern wir den Klienten, in seiner Vorstellung so lange und so heftig zu schreien, bis er selbst genug davon hat.

Nach unseren Erfahrungen in der Arbeit mit der EKT ist die Vorstellung einer Handlung praktisch ebenso erfolgreich wie das Ausagieren in der Realität. Entscheidend für den Heilungsprozess ist das intensive Erleben eines Gefühls und die dabei hervorgerufene Emotion. Wir begleiten den Klienten durch seine inneren Bilder, lassen ihn diese Bilder erleben und fühlen – mit so wenig Lenkung unsererseits wie möglich, doch so viel Unterstützung wie nötig.

Auf die Frage »Kann ich etwas für dich tun?« werden Klienten manchmal aufgefordert, extreme Dinge zu tun, beispielsweise zu fallen, völlig loszulassen, auf den Grund des Meeresbodens zu sinken, zu schweben, zu fliegen, sich aufzulösen, zu ertrinken, zu sterben. Hier ist Begleitung unerlässlich! Wir erinnern die Klienten daran, dass die Aufforderung, die sie vernehmen, nur ein Bild ist, ein Symbol, dass wir in Wirklichkeit hier bei ihnen sind und sie sicher auf einer Couch in einem Raum liegen und sich deswegen erlauben dürfen, in diese Bilder hineinzugehen.

Die Belohnung, die wir im Anschluss an eine solche Aufforderung bekommen, ist meistens großartig. Die Klienten lassen los und fliegen oder sterben in ihrer Imagination, und es scheint, als würden sie damit in eine andere Dimension gelangen. Aus dieser Dimension bekommen die Klienten oft Ratschläge oder Botschaften, die sie selbst überraschen und beglücken.

Susanna kann sich sehr genau an die erste Aufforderung dieser Art erinnern. Eine Klientin wurde aufgefordert, sich von einem Roboter zerhacken zu lassen. Damals war Susanna unschlüssig und unsicher. Sollte sie es wagen, die Klientin in dieses Bild zu begleiten? Beide baten gemeinsam um höhere Führung und Unterstützung und der Prozess lief ganz von alleine weiter. Die Klientin wurde zerstückelt, nicht brauchbare Teile wurden entfernt, sehr schnell wurden die Einzelteile neu zusammengesetzt. Daraufhin fühlte die Klientin sich wie neugeboren; später berichtete sie, dass ihr bis dahin vorhandenes Symptom verschwunden war.

10. Positive Gefühle einladen

Ist der Schmerz mithilfe der Emotionalkörper-Therapie geringer geworden und hat die Angst ihre Vormachtstellung verloren, erzählen die Klienten häufig von einem leeren Raum, den sie in sich wahrnehmen. Naturgemäß fürchten wir uns vor der Leere. Wir trachten danach, unsere Leere irgendwie zu füllen. Bevor wir das tun, wollen wir diese Leere begrüßen und in Liebe annehmen. Mit der Leere Freundschaft zu schließen macht uns frei dafür, uns einfach daran zu erfreuen, was ist. Wir halten es eine Weile aus, nichts zu wollen, nichts zu kontrollieren. In diesem Zustand wächst unsere Bereitschaft, Gefühle einzuladen, die uns guttun. Nach einer Zeit der Stille breiten sich oft von allein positive Gefühle wie Ruhe, Gelassenheit oder Leichtigkeit in dem Klienten aus. Will sich kein positives Gefühl einstellen, unterstützen wir ihn, indem wir fragen: »Gibt es ein positives Gefühl, das du einladen möchtest, beispielsweise die Freude?« Sobald der Klient die Freude oder ein anderes positives Gefühl in sich wahrnimmt, lassen wir ihm Zeit, damit sich dieses Gefühl in seinem Körper ausbreiten kann. Häufig lädt er noch ein zweites und drittes positives Gefühl ein und kommt in einen Zustand des Glücks.

Dieser Zustand kann auch zu einem späteren Zeitpunkt wiederhergestellt werden, indem der Klient sich an ihn erinnert. Wir bitten den Klienten, sein wunderbares Gefühl zu fragen, ob es bei ihm bleiben und wiederkommen möchte. Häufig kommt dann als Antwort, dass es sich einen Platz im Körper eingeräumt hat und jederzeit bereit ist, sich wieder zu zeigen, wenn es gerufen wird. Jede Emotion wird als Erinnerung im Emotionalkörper gespeichert. Deshalb ist es uns möglich, uns daran zu erinnern, sobald wir es uns wünschen, beziehungsweise in die mit der Emotion verknüpften Bilder einzutauchen.

Eine Klientin wünschte sich beispielsweise »innere Freude«. Als sie in Kontakt mit dieser Freude kam, bat ihre Freude sie um mehr Aufmerksamkeit und Respekt. Die Freude wünschte sich, täglich von ihr besucht zu werden. Sie schlug vor, dass die Klientin öfter langsame Spaziergänge in der Natur machen solle, so langsam, dass sie einzelne Blüten und Schmetterlinge beobachten könne. Außerdem solle sie darüber nachdenken, etwas weniger Zeit mit Freunden am Telefon und stattdessen mehr Zeit mit sich alleine zu verbringen. Nachdem die Freude ihr dies alles mitgeteilt hatte, wurde die Frau sehr ruhig und entspannt. Ein fast entrücktes Lächeln trat auf ihr Gesicht. Sie sprach sehr lange nichts mehr, sondern genoss offensichtlich diesen Zustand. Es schien, als würde sich ihre innere Freude auch über sie hinaus ausbreiten, denn wir alle im Raum waren auf einmal ebenfalls voller Freude. Anschließend erzählte sie uns, sie hätte sich in einem Zustand des totalen Glücks befunden, in einem Zustand des »Einsseins mit der ganzen Welt«. So etwas hätte sie noch nie zuvor erlebt.

11. Danken

Wir bitten die Klienten, falls sie nicht von sich aus darauf kommen, zu schauen, bei wem sie sich am Ende einer Sitzung bedanken möchten. Manche Klienten bedanken sich bei sich selbst, bei ihren Engeln oder Meistern, andere bei Gott, und einigen genügt ein laut ausgesprochenes »Danke«. Wir bedanken uns bei unseren Klienten dafür, dass sie den Mut hatten, sich ein Stückchen mehr auf sich selbst einzulassen, und dafür, dass sie uns vertrauten.

Meistens kehrt der Klient nach dem Dank von sich aus in sein volles Bewusstsein zurück. Dies kann langsam erfolgen oder auch ganz plötzlich, als würde sein Unbewusstes sagen: »Bis hierher – und nicht einen Schritt weiter.« So erging es etwa einer jungen Klientin, die in ihrer Vorstellung auf dem Grund des Ozeans angekommen war und sich von dort wieder an die Oberfläche schweben sah. Die Wasseroberfläche war jedoch zu fest, um hindurchzukommen. In ihrer Vorstellung hatte sie einen Schnabel und pickte so lange gegen die harte Oberfläche, bis ein Loch entstand. Sie sah sich durch das Loch hindurchschwimmen, und im gleichen Moment kam sie in ihr Wachbewusstsein, setzte sich aufrecht hin und schlug die Augen auf. Eilig stand sie auf und verließ den Raum, fast ohne sich zu verabschieden.

12. Hilfen und weiterführende Maßnahmen

In unserer Arbeit lassen wir den Klienten viel Raum und haben viel Geduld. Manchmal müssen sich die inneren Bilder oder die Gefühle erst entwickeln. Das kann schnell gehen oder auch mehrere Minuten dauern. Ermutigende Sätze wie »Du hast alle Zeit, die du brauchst« vertiefen die Entspannung bei den Klienten und befreien sie von dem Druck, etwas Bestimmtes tun zu müssen. Es gibt allerdings auch Situationen, in denen es einfach nicht weitergeht. Der Klient dreht sich mit seinen Problemen im Kreis oder eine Vorstellung erscheint ihm zu bedrohlich. In solchen Situationen bitten wir den Klienten, die folgenden Worte zu wiederholen: »Ich bitte um Hilfe und Unterstützung« oder »Ich bitte um Führung und Unterstützung«. Diese Worte wirken wie eine sich öffnende Tür zu einem neuen Raum! Hat der Klient sie ausgesprochen, lehnen wir uns zurück und können darauf vertrauen, dass ein neuer Impuls kommt, der die Sitzung voranbringt.

Es hat sich auch bewährt, den Klienten nach einer Begleitung ein Blatt Papier und einen Stift zu reichen, damit sie die wichtigsten Ereignisse aus der Sitzung aufschreiben können. Dies soll ihnen helfen, sich später an ihre Bilder und Erlebnisse zu erinnern. Aufbauende Bilder und Gedanken lassen sich auf diese Weise, ohne dass wir dabei sind, wiederholen und festigen. Dadurch werden Veränderungen begünstigt.

Bei längeren Prozessen empfehlen wir das Führen eines Tagebuchs. Meist verschafft es dem Klienten mehr Klarheit, und es fällt ihm leichter, Gefühle zu benennen. Außerdem ist es interessant, nach einiger Zeit in dem Tagebuch nachzulesen, was einen früher bedrückt hat und was man schon verwandeln konnte.

Begleitung durch eine Emotionalkörper-Therapie

1. Vorgespräch
2. Nimm eine bequeme Position ein
3. Schließe deine Augen
4. Atme fließend – Entspannungsphase
5. Energiefluss-Unterstützung durch den Begleiter
6. Verbinde dich mit dem, was dir heilig ist und/oder dir Kraft gibt
7. Sage laut: »Ich bitte um höhere Führung und um Unterstützung.«
8. Der Weg nach innen: Entscheidung für eine der drei Möglichkeiten
   a) Beginn mit einem offenen Thema: »Lenke deine Aufmerksamkeit in deinen Körper hinein und beginne mit dem, was sich als Erstes zeigt.«
   b) Beginn mit einem selbst gewählten Thema
   c) Beginn mit einem Wohlgefühl
9. Die vier Schritte
   1. »Mein Gefühl, ich begrüße dich.« und/oder »Mein Gefühl, ich spüre dich.«
   2. »Mein Gefühl, danke, dass du dich zeigst.« oder »Mein Gefühl, danke, dass du da bist.«
   3. »Mein Gefühl, ich nehme dich in Liebe an.« oder »Mein Gefühl, ich liebe dich.«
   4. »Mein Gefühl, kann ich etwas für dich tun?« oder »Mein Gefühl, was kann ich für dich tun?«
10. Positive Gefühle einladen
11. Danken
12. Hilfen und weiterführende Maßnahmen

Fallbeispiele

Detailliertes Protokoll einer Therapiesitzung

Damit Sie sich ein Bild davon machen können, wie wir die Emotionalkörper-Therapie in unserer Praxis anwenden, möchten wir zunächst am Beispiel von Eva eine Begleitung in ihren einzelnen Schritten skizzieren. Besonders eindrucksvoll ist hier, wie sie ihre vielen Empfindungen zu einem Gefühl zusammenfassen konnte. Darüber hinaus wird deutlich, wie genau das Unbewusste der Klientin den Verlauf der Sitzung bestimmt und dabei immer nur so viel zulässt, wie die Klientin im Moment verkraften kann.

Eva ist Ärztin, es ist ihre erste Sitzung. Sie möchte unsere Behandlungsmethode kennenlernen und erhofft sich Hilfe bei ihrem aktuellen Problem: Sie leidet unter Lampenfieber, wenn sie einen wissenschaftlichen Vortrag hält. Im Vorgespräch weist sie uns darauf hin, dass sie nur dieses spezielle Thema bearbeiten möchte.

(B: steht für Begleitung, K: für Klient)

B: »Bitte legen Sie sich entspannt hin.«

Ich decke die Klientin zu.

B: »Bitte atmen Sie ein paar Mal tief ein und aus. Bitte kommen Sie ganz im Hier und Jetzt und in Ihrem Körper an, Sie fühlen sich wohl. Ich bitte Sie, sich mit dem zu verbinden, was Ihnen heilig ist.«

An dieser Stelle verbinde auch ich mich mit dem, was mir heilig ist.

B: »Bitte wiederholen Sie laut: ›Ich bitte um höhere Führung und um Unterstützung.‹«
K: »Ich danke und bitte um höhere Führung und um Unterstützung.«
Nun schweige ich und lasse eine kleine Weile, vielleicht zwei Minuten, vergehen, damit Eva ganz bei sich ankommen kann. Sie hatte ja ausdrücklich um die Bearbeitung eines speziellen und eingegrenzten Themas gebeten; also schränke ich meine Eröffnungsfrage stark ein und führe sie direkt zu ihrem Problem.
B: »Bitte erinnern Sie sich genau an Ihren letzten Vortrag, spüren Sie genau nach, was Sie dort gefühlt haben, die Kälte, den Kloß im Hals, die Aufregung. Bitte beschreiben Sie mir, was Sie jetzt fühlen.«
Eva hatte mir vorher die Symptome geschildert.
K: »Eiskalte Hände, Kälte und Übelkeit im Bauch, meine eine Gesichtshälfte ist wie erstarrt und kalt, ich habe einen Kloß im Hals.«
B: »Wenn Sie diese Gefühle zusammenfassen sollten zu einem Gefühl, wie würden Sie das Gefühl dann benennen?«
Für mich ist es sehr wichtig, dass die Klienten ihre eigene Sprache zu ihren Gefühlen finden.
K: »Eiskaltes Stressgefühl.«
Dann bitte ich die Klientin, dieses eiskalte Stressgefühl laut zu begrüßen. Ich spreche ihr die Sätze laut vor.
B: »Eiskaltes Stressgefühl, ich begrüße dich.«
K: »Eiskaltes Stressgefühl, ich begrüße dich.«
B: »Eiskaltes Stressgefühl, ich danke dir, dass du dich zeigst.«
Wie schon erwähnt, gibt es viele Gründe, einem unangenehmen Gefühl zu danken. Oft hat es uns ja vor etwas beschützt. Oft will es uns auf etwas aufmerksam machen. Da mir zu eiskaltem Stress nicht gleich eingefallen ist, wozu er gut war, kann ich mich doch wenigstens dafür bedanken, dass er sich zeigt. Dankbarkeit ist ein wesentlicher Schlüssel zur Auflösung von Symptomen und zur Heilung.

K: »Eiskaltes Stressgefühl, ich danke dir, dass du dich zeigst.«
B: »Eiskaltes Stressgefühl, ich nehme dich in Liebe an.«
Wenn es geht, sollte der folgende Satz gesagt werden: »Ich liebe dich, mein Gefühl.« Das ist mitunter, vor allem in der ersten Sitzung, nicht so einfach, aber »Ich nehme dich in Liebe an« geht dann doch meistens.
K: »Eiskaltes Stressgefühl, ich nehme dich in Liebe an.«
B: »Was kann ich für dich tun?«
K: »Was kann ich für dich tun?«
B: »Bitte beschreiben Sie mir laut, was passiert. Ändert sich das Gefühl oder antwortet das Gefühl? Was passiert?«
K: »Es sagt, ich soll loslassen, aber ich weiß nicht, was ich loslassen soll.«
Das Loslassen ist eine Bitte, die unsere Probleme in der Emotionalkörper-Therapie sehr oft an uns richten. Wir werden gebeten, alte Vorstellungen loszulassen, uns von längst Vergangenem zu verabschieden, von unseren Ängsten. Aber Loslassen ist uns nie beigebracht worden. Wie lässt man denn los, wenn sich die Gedanken um dieses Problem herum dauernd nur im Kreise drehen? Um das Loslassen zu ermöglichen, haben wir in der EKT einen brauchbaren Weg gefunden: Wir sagen einfach laut: »Ich lasse los« und spüren in unseren Körper hinein, wie sich das anfühlt. Es scheint, als nehme der Körper die Schwingung der Sprache wahr und reagiere darauf. Unsere Erfahrung zeigt, dass sich alle Klienten leicht und unbeschwert fühlen, wenn sie diese Worte ausgesprochen haben. Dieser Vorgang des Laut-Aussprechens und des Fühlens scheint eine veränderte Haltung zu dem alten Problem hervorzurufen.
B: »Das weiß ich auch noch nicht, aber ich weiß einen Weg, wie man es herausfindet. Bitte wiederholen Sie ein paar Mal laut: ›Ich lasse los.‹«
K: »Ich lasse los.«
Danach ist Eva still und ich lasse ihr ein paar Minuten Zeit. Ich nehme ihre Körpersprache wahr und sehe, wie sich ihre Hände

entspannen und auch ihr Gesicht weicher wird. Der Atem wird ruhiger. Mit meiner Empathie bleibe ich bei Eva.
B: »Wie geht es Ihnen, was fühlen Sie, wo fühlen Sie es?«
K: »Eine Sonne in der Mitte meines Bauches, die strahlt und alles erwärmt, auch meine Hände.«
Mit der Frage »Was kann ich für dich tun?« und dem Befolgen der Bitte, die das Gefühl formuliert hat, haben wir also eine Transformation der Symptome erreicht. Wir haben keine Begründung, warum die Symptome bestanden, keine Erklärung, seit wann sie bestanden, aber wir haben eine Umwandlung von Kälte in Sonne in Gang gesetzt. Aus der Erfahrung vieler Jahre können wir sagen, dass die Wirkung, also die Transformation, von Dauer ist.
Wieder ist Eva eine Zeit lang still.
B: »Wie geht es Ihnen jetzt, was spüren Sie?«
K: »Das Kloßgefühl im Hals ist noch da, aber es ist kleiner geworden.«
B: »Kleines Kloßgefühl in meinem Hals, ich spüre dich.«
K: »Kleines Kloßgefühl in meinem Hals, ich spüre dich.«
B: »Kleines Kloßgefühl in meinem Hals, ich danke dir, dass du dich zeigst.«
K: »Kleines Kloßgefühl in meinem Hals, ich danke dir, dass du dich zeigst.«
B: »Kleines Kloßgefühl in meinem Hals, ich liebe dich.«
K: »Kleines Kloßgefühl in meinem Hals, ich liebe dich.«
B: »Was kann ich für dich tun?«
K: »Was kann ich für dich tun?«
Wieder macht Eva eine längere Pause. Beobachtend bleibe ich still neben ihr und gebe ihr das Gefühl, geborgen zu sein.
K: »Noch mehr loslassen, sagt es, aber ich kann das nicht, denn wenn ich noch mehr loslasse, werde ich anfangen zu weinen, und ich wüsste nicht, ob ich je wieder aufhören würde. Und ich weiß nicht, ob ich das im Moment könnte oder ob ich es überhaupt will.«
Natürlich weiß auch ich nicht, ob jetzt der richtige Moment ist,

in die Tiefe zu gehen oder bei dem bisher Erreichten zu bleiben. Also gebe ich ihr mehr Zeit, damit sich eine Entscheidung entwickeln kann. Außerdem bitte ich innerlich um Klarheit und darum, dass die richtige Entscheidung getroffen werden möge. Ebenso frage ich die Klientin, ob sie um Hilfe bitten möchte.
K: »Ich bitte um Hilfe und Unterstützung.«
Sie ist erst still und sagt dann:
K: »Jetzt ist mir plötzlich ganz schwindelig.«
B: »Schwindel, ich nehme dich wahr.«
K: »Schwindel, ich nehme dich wahr.«
B: »Ich danke dir, dass du dich zeigst.«
K: »Ich danke dir, dass du dich zeigst.«
B: »Ich nehme dich in Liebe an.«
K: »Ich nehme dich in Liebe an.«
B: »Was kann ich für dich tun?«
K: »Was kann ich für dich tun?«
K: »Der Schwindel will helfen bei der Entscheidung, ob ich weiter loslassen soll oder nicht.«
Der als unangenehm empfundene Schwindel möchte eigentlich nur auf etwas aufmerksam machen. Hier möchte er bei einer Entscheidung helfen.
An dieser Stelle habe ich das Gefühl, dass ihr Kopf nicht alleine entscheiden sollte, daher die nächste Frage:
B: »Möchten Sie Ihren Schwindel an die Hand nehmen und mit ihm zu Ihrem Herzen gehen und Ihr Herz um Mithilfe bitten bei der Entscheidung?«
K: »Bitte, Herz, hilf uns bei der Entscheidung.«
K: »Das Herz sagt, das kleine Kloßgefühl soll bleiben und zu einem späteren Zeitpunkt aufgelöst werden.«
Der Atem von Eva wird ruhiger. Sie hatte eine Entscheidung getroffen, genauer gesagt, ihr Inneres, ihr Herz und ihr Kopf haben zusammen entschieden. Selbstverständlich akzeptiere ich diese Entscheidung, denn dies bestätigt mich darin, dass nicht ich als Begleiterin die Lösung für das Problem der Klientin finden muss,

sondern dass es darauf ankommt, der Klientin beizustehen, zu ihrem inneren Potenzial Zugang zu finden. Als Begleitende kann ich mich voller Vertrauen auf die Kraft ihres Unterbewusstseins verlassen. Das bestätigt das zentrale Anliegen der EKT darin, dass die Klientin vorgibt, wo es beginnt, wo es langgeht und wann eine Sitzung beendet wird. Die innere Stimme von Eva bat um Aufschub bis »zu einem späteren Zeitpunkt«; daraus wird deutlich, dass wir das Ende der Sitzung erreicht hatten und uns nur noch bedanken mussten.
B: »Bedanken Sie sich bitte bei allen, die Ihnen geholfen haben, und kommen Sie zurück in die Gegenwart und in dieses Zimmer, wann immer Sie möchten.«
K: »Danke.«

Einige Wochen nach unserer Sitzung erhielt ich einen Brief von Eva, aus dem ich zitieren möchte:

»Sicher ist es für Sie auch schön zu hören, dass ich mich kürzlich bei einem Vortrag eines Kollegen zu Wort gemeldet habe und ganz ruhig nach vorn zum Mikrofon gehen konnte, um meinen Standpunkt zu sagen. Das hätte ich mich zuvor wahrscheinlich nicht leicht getraut. Ende Juni werde ich auch noch mal einen Vortrag halten und ich sehe dem diesmal gelassener entgegen.«

Körperliche Ebene

Bauchweh

Eine junge Klientin litt unter Schmerzen im Unterleib. Diese waren unabhängig von ihren monatlichen Blutungen und traten im letzten halben Jahr fast täglich auf.

Während der Begleitung begrüßte sie ihre Schmerzen und spürte ein Ziehen und Drücken in ihrer Gebärmutter. Umgehend stellten sich Trauer und auch Angst ein. Die junge Frau sagte: »Ich glaube, diese Schmerzen stehen im Zusammenhang mit dem Missbrauch in meiner Jugend. Aber das ist mir jetzt alles viel zu heftig, eigentlich will ich es wissen und dann wieder nicht.« Sie bat um Hilfe und um Unterstützung.

Im Laufe der EKT-Begleitung veränderten ihre Gesichtszüge sich drastisch und ein erstauntes Lächeln huschte über ihr Gesicht. »Ich sehe drei Rosen in meinem Inneren und weiß nun ganz sicher, dass Heilung auch von hier aus, ohne in die Vergangenheit zu gehen, möglich ist. Ich sehe ein Licht in meiner Gebärmutter, das sich langsam ausbreitet. Es ist weiß und heilend. Von den Schmerzen und von dem Verletztheitsgefühl spüre ich nichts mehr. Es ist jetzt gut so, aber ich glaube, dass der Heilungsprozess in den nächsten Tagen noch weitergeht.«

Die Unterleibsbeschwerden der Klientin waren nach einer Woche verschwunden.

Tinnitus

Reginas Tinnitus begann während ihrer Wechseljahre. Zuerst vernahm sie nur ein leises Rauschen in einem Ohr, dann in beiden Ohren. Später hörte sie ihren Herzschlag, und als sie schließlich zur EKT-Begleitung kam, hörte sie ständig einen hochfrequenten Ton. Da Regina sehr darunter litt, hatte sie sich angewöhnt, das Radio einzuschalten, um die Geräusche in ihren Ohren zu übertönen. »Mein Tinnitus, ich höre dich«, begannen wir die Sitzung. Der Ton wurde so laut, dass sie beide Hände an die Ohren legte, weil es so schmerzte. »Mein Tinnitus, ich fühle dich.« »Du hörst uns doch nie zu«, sagten ihre Ohren zu ihr. Darauf entgegnete Regina: »Meine Ohren, ich höre euch jetzt zu und ich liebe euch.« Die Ohren lauschten ganz aufgeregt und machten ihr dann ein paar ungewöhnliche Vorschläge. Sie baten sie, ihre Schädeldecke zu öffnen, sodass der Druck in den Ohren entweichen konnte. Diese Vorstellung amüsierte Regina. Das hochfrequente Geräusch wurde leiser. Jetzt wollten die Ohren Ruhe. Sie wollten in die Natur, wo es keine künstlichen Geräusche gibt. »Reicht es, wenn ich mir das nur vorstelle?« Die Ohren antworteten: »Ja, für heute, aber am Wochenende wollen wir wirklich in den Wald.« Vor ihrem inneren Auge sah Regina, wie ihre Ohren auf einem Waldpfad entlangschlenderten, leise miteinander flüsterten und sich sichtlich wohlfühlten. Der Tinnitus war nochmals leiser geworden, aber immer noch da. Daher fragte sie erneut: »Meine Ohren, was kann ich noch für euch tun?«

»Begleite uns an den Ort deiner inneren Stille in deinem Körper.«

Begleiterin: »Regina, bitte wiederhole: ›Ich begrüße den Ort meiner inneren Stille in meinem Körper.‹«

Regina: »Diesen Ort hat es schon so lange nicht mehr gegeben, ich weiß nicht, wo er ist. Alles, was ich fühle, ist eine immense Traurigkeit und ein Druck hinter den Augen.« Als die Tränen zu kullern begannen, sagte Regina. »Meine Traurigkeit, ich spüre dich.«

Die Traurigkeit hatte ihr viele persönliche Dinge zu sagen, vor allem aber erinnerte die Traurigkeit Regina an ihr Bedürfnis, immer perfekt sein zu müssen: »Manchmal ist die Welt unperfekt und trotzdem ist sie gut.« Eine Wahrheit, die für Regina nur schwer zu akzeptieren war.

Der Erfolg dieser Begleitung bestand darin, dass Regina jetzt abends in ihrer Vorstellung ihre Ohren in den Wald begleitete und dabei leicht einschlief. Der laute, hochfrequente Ton war leiser und eine Oktave tiefer geworden. Den Ort ihrer inneren Stille findet sie seitdem in ihrer täglichen Meditation.

Heilung einer Grippe

Eine Klientin berichtete von ihren Erfahrungen mit der Emotionalkörper-Therapie: »Ich sollte am Abend einen Vortrag halten und fühlte mich morgens richtig krank. Es fühlte sich so an, als hätte ich Grippe: Fieber, starke Kopf- und Gliederschmerzen, fröstelig, schlapp. In dieser Situation bat ich meine Freundin um eine EKT-Begleitung, weil ich mich nur mit einer Begleiterin an meiner Seite tiefer einlassen kann.

Nach der Entspannung verband ich mich mit etwas, was mir heilig ist, und bat um höhere Führung und Unterstützung. Fühlend scannte ich dann meinen Körper von oben nach unten ab und begrüßte das, was ich wahrnahm, mit den Worten: ›Mein Krankheitsgefühl, ich begrüße dich.‹ Daraufhin nahm das Krankheitsgefühl an Intensität zu. Ich fuhr mit den nächsten zwei Schritten fort und nahm wahr, wie sich etwas in mir bewegte. Es sah so aus, als würden verschiedene Ölfarben ineinandergerührt. Ich schaute interessiert zu und nahm dabei ein angenehmes Gefühl wahr. Ich begrüßte die Ölfarben und erfreute mich an ihrer Farbintensität und Schönheit. Auf die der Frage: ›Was kann ich für euch tun?‹ reagierten sie mit dem Wunsch, dass ich noch mehr geschehen lasse, was geschehen will. Nachdem ich antwortete: ›Ich lasse alles geschehen‹, empfand ich überall Wärme und das Bild veränderte sich, als würde jetzt warmer Schokoladenpudding in Vanillepudding gerührt. Nun begrüßte ich den warmen Pudding in mir, der sich im ganzen Körper wohltuend verteilte.

Sehr lange hatte ich das Gefühl, dass ich nur die Beobachterin des Geschehens bin und gar nicht weiß, wie es weitergehen soll. Deshalb bat ich um Hilfe und Unterstützung. Daraufhin fühlte ich eine Sehnsucht in mir aufsteigen, die Liebe zu mir einzuladen. Ich sagte: ›Hallo, Liebe, ich lade dich zu mir ein.‹ Tatsächlich kam die Liebe wie eine Abendsonne in mich hinein und füllte mich bald ganz aus. Ich begrüßte sie, dankte ihr und nahm sie in Liebe an. Bei der letzten Frage hörte ich, wie sie zu den Krankheitserregern in mir sagte: ›Kommt alle her in meine Arme, ich umfange euch, ich nehme euch alle in mir auf.‹ Wieder ließ ich es geschehen, bis ich das Gefühl hatte, dass alle Krankheitserreger von der Liebe aufgenommen worden sind und kein einziger Erreger mehr herumschwirrt. Aus meinem Herzen tauchte ein Glücksgefühl auf, dem ich erlaubte, sich in mir breitzumachen. Ich fühlte mich gesund und glücklich. Ich dankte diesen beiden

Gefühlen und bat sie, bei mir zu bleiben. Das wurde mir von ihnen zugesichert.

Als ich nach etwa 50 Minuten meine Augen öffnete und mich bewegte, fühlte ich mich vollständig gesund. Die Grippe und das Krankheitsgefühl waren verschwunden, und sie sind auch nicht wiedergekommen. Während des Vortrages am Abend fühlte ich mich frei, dankbar und glücklich.«

Rückenschmerzen

Rückenschmerzen gibt es so häufig, dass sie als Volkskrankheit betrachtet werden. Leider gilt ein Großteil der Rückenschmerzen als unspezifisch, da auch nach ausgiebigen Untersuchungen keine wirklich körperliche Ursache gefunden werden kann. Mit der Emotionalkörper-Therapie haben wir bei der Behandlung von Rückenschmerzen zahlreiche positive Erfahrungen gemacht, sei es als einzige Therapie oder als ergänzende Maßnahme. Die folgenden vier Fallbeispiele zeigen die sehr unterschiedliche Art der Unterstützung durch die EKT auf. Es gibt wohl nicht *den* Rückenschmerz, es gibt aber wohl die Klientin, die eben ihre ganz individuelle Geschichte hat und so auch ihren Rückenschmerz ganz individuell betrachtet und ganz individuelle Lösungswege findet.

a) Schmerzen im unteren Rücken

Weihnachten war gerade vorüber, die ganze Familie war zu Besuch. Das bedeutete für unsere Klientin, die über Schmerzen im unteren Rücken klagte, viel Freude, aber auch viel Stress.

Sie begrüßte ihren »innerlich wunden unteren Rücken« und konnte die entsprechende Stelle als dunkelgrauen Bereich wahrnehmen. Je länger sie mit diesem Bereich Kontakt hatte, desto heller wurde er. Auf die Frage »Was kann ich für dich tun?« offenbarte sich ihr ein inneres Bild, das sie auf einem Wasserbett liegend zeigte. Die Klientin reagierte überrascht auf dieses Bild: »Ich hatte schon daran gedacht, mir eine neue Matratze zu besorgen, aber auf die Idee, mir ein Wasserbett zu kaufen, bin ich gar nicht gekommen. Das will ich aber sofort mal ausprobieren!« In ihrer Vorstellung lag sie weiter auf diesem Wasserbett und beschrieb, was in ihr vorging: »Ich werde getragen. Ich fühle mich getragen, es gibt keinen Druck, auch keine Reibung, eher ein Gefühl, als würde ich schweben.«. Sie fühlte sich so wohl und schmerzfrei auf dem Wasserbett, dass sie überlegte, sich eins zu kaufen.

Im weiteren Verlauf der Sitzung zeigte sich der schmerzende Bereich ihres Rückens erneut; er war jetzt mittelgrau gefärbt und weniger wund. Aber die Aufmerksamkeit der Klientin wollte nicht an dieser Stelle bleiben, sondern wanderte in die andere Richtung, hinauf zum Kiefergelenk. Nachdem sie dieses begrüßt hat, setzte eine tiefere Entspannung ein. Das Gelenk wurde lockerer und der Mund öffnete sich. »Ich sehe bestimmt albern aus, so mit offenem Mund, aber es fühlt sich angenehm und richtig an. Ich habe das Gefühl, dass die ganze Erschöpfung der letzten Wochen aus meinem Mund herauskommt. Jetzt muss ich auch noch gähnen, das hört ja gar nicht auf. Jetzt wollen sogar meine Arme mitmachen. Ich habe das Gefühl, dass alles ins Fließen kommt. Ich spüre sogar Tränen, obwohl ich gar nicht traurig bin. Sie kommen einfach. Und mein Atem geht ganz tief in den Bauch und entspannt den ganzen Bauchraum. Da fällt mir ein, in meiner Cranio-Sacral-Therapie Ausbildung habe ich gelernt, dass Mundboden und Beckenboden miteinander kommunizieren. Das scheint zu stimmen, denn genau das kann ich jetzt spüren, dass es eine gleichzeitige Entspannung in beiden Bereichen gibt.«

Diese Sequenz dauerte mehrere Minuten. Als ihr Bedürfnis, das Kiefergelenk zu entspannen, allmählich nachließ, fragte die Klientin ihr Kiefergelenk, was sie noch für es tun könne. Das Kiefergelenk wünschte sich, dass sie es oft mit ihrer Aufmerksamkeit besuchen kommen würde. Auf die Frage, wie oft genau, antwortete es: »Jede Stunde.« Das passte sehr gut in den Arbeitsrhythmus der Klientin, sodass sie ihre Aufmerksamkeit in den kommenden Wochen regelmäßig ihrem Kiefergelenk zuwandte.

Erleichtert wurde ihr das durch die schnell einsetzende Besserung ihres Befindens – die Rückenschmerzen sind mit dieser Übung täglich weniger geworden.

b) Rückenschmerzen nach Überlastung

Eine Klientin erzählt von ihren Erfahrungen mit der Emotionalkörper-Therapie: »Eine Stelle rechts unten in meinem Rücken bremst mich aus. Wann immer ich mich anstrenge, ein wenig über meine Grenzen gehe, beispielsweise mit einer schweren Einkaufstasche zu weit laufe oder auch stundenlang im Sessel sitze und lese, fängt diese Stelle an, sich zu melden. Zu Beginn zieht es, und wenn ich dann nicht gleich aufhöre mit dem, was ich gerade tue, wird es zu einem Entzündungsschmerz. Einfach lästig.

In der Begleitung begrüßte ich diesen Schmerz, dankte ihm und nahm ihn in Liebe an. Als ich ihn fragte: ›Was kann ich für dich tun?‹, gab er mir gleich eine lange Reihe von Empfehlungen, die alle so ziemlich im Widerspruch zu dem standen, was ich von meiner Mutter gelernt hatte: ›Alles, was du tust, tue mit *Freude*. Den Abwasch, die Wäsche aufhängen, die Mails beantworten, den Garten umgraben – einfach alles. Bisher hast du immer gedacht: ›Hauptsache flink‹ und ›es muss ja getan werden‹, von jetzt an tue die Dinge langsamer. Und tue sie mit Bedacht. Tue sie in Dankbarkeit. Sei achtsam, also sei in Gedanken genau dort, wo du gerade bist. Sei beispielsweise beim Abwasch mit den Gedanken bei deinen Händen im Wasser. Spüre das Wasser. Denke nicht darüber nach, sondern denke vielleicht als Kommentar: ›Ich wasche jetzt meine Lieblingstasse ab‹. Tue die Dinge meditativ, achte dabei auf deinen Atem. Das Ergebnis von dem, was du tust, darf dir egal sein. Wenn es nicht perfekt ist oder nicht deinen Ansprüchen von Perfektion genügt, macht nichts, ist egal, ist meistens nicht lebenswichtig. Wichtiger ist, dass du es mit Liebe tust.‹

Eine Woche später fing ich an, eine Stelle zu putzen, die nach meiner Meinung schon längst überfällig war; nur hatte ich bisher einfach keine Lust dazu gehabt. Aber heute schien mich diese Stelle einzuladen. Irgendetwas war an diesem Tag anders: Es machte mich glücklich, an dieser Stelle sauber zu machen. Es ging wie von selbst und gab mir das Gefühl, gegenwärtig zu sein. Mit meinen Gedanken und meinem ganzen Sein war ich genau dort, wo ich stand. Das war neu. Wie lange ich nun für das Putzen brauche, spielt seitdem gar keine Rolle mehr. Es dauert, so lange es eben dauert. Und mein unterer Rücken tut mir gar nicht mehr weh dabei.«

c) Dauerhafte Rückenschmerzen

»Wegen Dauerschmerzen in meinem unteren Rücken erhoffte ich mir neben ärztlicher Behandlung auch Entlastung durch eine Begleitung bei einer Emotionalkörper-Therapeutin.

Gleich zu Beginn der Sitzung fühlte ich einen stechenden Schmerz in meinem rechten unteren Rücken, den ich begrüßte. Der Schmerz sah aus wie eine Metallröhre, die bis zum Hals reichte und sich nach oben erweiterte. Sie ließ meine Füße und mein Kreuzbein kalt werden. Ich begrüßte diese Metallröhre und ging auch die nächsten drei Schritte der Emotionalkörper-Therapie durch. Innerlich sah ich, dass das Rohr oben einen Grammophontrichter hatte, in dem ich saß. Ich wollte aussteigen, wusste aber, dass ich loslassen müsste, und genau davor hatte ich Angst. Ich bat um Hilfe und Unterstützung und erkannte, dass ich nicht nur vorwärts, sondern auch rückwärts hinaussteigen könnte. So drehte ich mich einfach um und stieg rückwärts aus dem Rohr aus.

Jetzt konnte ich von außen in den Trichter blicken. Tief unten sah ich einen Wasserspiegel – und erblickte darin mein Spiegelbild. Ich schaute mich selbst an und sagte: ›Hallo, Nica, ich sehe dich.‹ Ich war tief berührt. So offen und wertfrei habe ich mich noch nie selber betrachtet. Ich drehte mich um und schaute in die Welt. Ich spürte, wie ich durch das Ereignis mit meinem Selbst eine Unterstützung erfuhr. Es fühlte sich für mich an, als würde eine Hand auf meiner Schulter liegen und mich bei allem, was ich tue, unterstützen.

Auf einmal erschien ein Bild in mir: Vor mir lag eine Straße, die bergab zum Meer hinführte. Es zog mich zum Meer und ich ging die Straße entlang. In mir wuchs die Ahnung, dass etwas Neues auf mich wartet, und ich spürte, wie aufgeregt ich deshalb war. Also sagte ich: ›Meine Aufregung im Bauch, ich begrüße dich.‹ Sie schlug bis zum Hals hoch. Nachdem ich die Aufregung in Liebe angenommen hatte, wurde sie zu einer großen Trommel. Als ich sie begrüßte, spürte ich die angenehme, tiefe Schwingung im Körper. Sie sagte: ›Ich weiß, was richtig und gut für dich ist, ich bin das Wissen, das du in dir trägst.‹

Nun meldeten sich Gedanken im Kopf, die sich als ein Vögelchen zeigten. Das Vögelchen sollte in einer Wasserschale, die auf der Trommel stand, baden und daraus trinken. So kamen Kopf und Bauch zueinander. Das Vögelchen war wie mein innerer Zweifel, der auch da sein darf. Zusätzlich lud ich das Vertrauen zu mir ein, und spürte, wie sich etwas in mir öffnete. Vertrauen und Zweifel dürfen gleichzeitig da sein, was mich sehr entspannte. Endlich hatte der Krieg zwischen den beiden in mir ein Ende.

In meinem Solarplexus hörte und spürte ich innerlich den Ton der Trommel: ›Gong‹. Ich ließ die Vibration der Trommel durch den ganzen Körper schwingen und ging mit ihr die vier Schritte der EKT durch. Auf die Frage: ›Was kann ich für dich tun?‹ gab die Trommel mir diese Antwort: ›Rufe dir dieses Gefühl in der kommenden Zeit immer wieder in Erinnerung. Ebenso die Freude, die bei diesem Gedanken in dir aufsteigt.‹ Ich dankte.

Die Schmerzen in meinem Rücken sind seitdem verschwunden.«

d) Hüftschmerz

»Ein Dauerschmerz in meiner rechten Hüfte, der bis in den Rücken ausstrahlte, beeinträchtigte mich beim Laufen und außerdem auch mein seelisches Gleichgewicht, sodass ich mich einer EKT-Begleiterin anvertraute.

Nachdem ich eine bequeme Position eingenommen hatte, ging ich mit meiner Aufmerksamkeit zu dem Schmerz im rechten Hüftgelenk und begrüßte ihn mit den Worten: ›Mein tiefer, dauernder Schmerz in der rechten Hüfte, ich spüre dich.‹ Ich nahm ihn ganz in der Tiefe wahr, bohrend und wie entzündet. Auch die nächsten drei EKT-Sätze sprach ich laut aus und konnte dann den abgewetzten Gelenkkopf sehen, der geheilt werden wollte. Auf die Frage der Begleiterin: ›Wie kann das geschehen?‹, bekam ich die Antwort: ›Weiße, dicke Maden sollen darauf liegen und mit ihrem heilenden, kühlenden Sekret den Knochen überziehen.‹ Diese Vorstellung war nicht gerade das, was ich mir gewünscht hätte, aber ich ließ den Vorgang zu. Lediglich eine Stelle entzog sich, ansonsten gelang die Behandlung und der Schmerz ließ nach.

Nun nahm ich mein rechtes Bein wahr, als wäre es von mir abgetrennt. Ich hatte kein gutes Gefühl, wenn ich es belastete und fühlte mich insgesamt sehr unsicher und instabil. Eine alte Erinnerung tauchte in mir auf: Ich war 19 Jahre alt, als meine Oma überraschend verstarb. Damals erlebte ich meine sonst so starke Mutter plötzlich als völlig hilflos. Von jetzt auf gleich tauschten wir die Rollen, und ich übernahm die Verantwortung für sie. Seit diesem Erlebnis schien ich nicht mehr sicher und stabil auf beiden Beinen stehen zu können. Nun erwachte der Wunsch in mir, dass mein rechtes Bein wieder zu mir gehören möge.

Ich bat um Hilfe und Unterstützung. Daraufhin sah ich eine Tür und einen langen Treppenabgang, der wie durch eine steinerne Burg weit hinunterführte. Ich folgte dem Gang nach unten. Als ich bei dem unteren Ausgang ankam, wurde es plötzlich hell und freundlich. Unzählige Ameisen halfen mir, mein Bein durch den Gang in Richtung der oberen Tür zu tragen. Oben angekommen, öffnete ich die Tür und blickte in eine dunkle Höhle. Aus dieser ragte mir eine Verbindungsschnur entgegen. In diesem Moment wurde mir klar, weshalb der Gelenkkopf nicht völlig von den Maden überzogen werden sollte. In meiner Vorstellung fügte ich die Verbindungsschnur an die frei gebliebene Stelle und zog das Bein zurück zu meinem restlichen Körper. Ich bat darum, dass alles gut zusammenwachsen möge.

Sofort fühlte ich mich wieder ganz. Innerlich hörte ich eine Stimme, die mir sagte: ›Schenke deinem neuen Knochen in der nächsten Zeit viel Aufmerksamkeit und Liebe.‹

Ich weiß, dass ich in Zukunft auf zwei gesunden Beinen für mich einstehen werde. Meine Lebensenergie, die sich im ganzen Körper ausbreitete, braucht auch Fürsorge. Danke!

Gelegentlich spüre ich den Schmerz in der Hüfte. Er kommt immer mal wieder und erinnert mich daran, dass ich ganz sein darf und mich vollständig auf mich verlassen kann.«

Migräne

Als Ellen zur Emotionalkörper-Therapie kam, war sie 37 Jahre alt und erstmals schwanger, in der 7. Woche. Die Schwangerschaft war nicht geplant. In ihr sträubte sich alles, ihre Freiheit aufgeben zu müssen. Gleichzeitig merkte Ellen, wie sie immer häufiger in Kinderwagen schaute und Babys betrachtete. »Eigentlich wäre jetzt doch ein guter Zeitpunkt«, dachte sie. Sie war verunsichert, im Grunde wusste sie im Moment gar nicht, was sie wollte. Sie bat um eine Begleitung, weil sie seit drei Tagen von halbseitigen migräneartigen Kopfschmerzen geplagt wurde. Nach der Einleitung begann Ellen mit dem Schmerz im Kopf Kontakt aufzunehmen: »Schmerz, ich spüre dich.« Der Schmerz schwieg. Daraufhin fragte Ellen nach: »Kann ich etwas für dich tun, Schmerz?« »Nein, ich will kein Kind«, entgegnete er.

Sie fasste ihre Empfindungen in Worte: »Der Schmerz verstärkt sich und zieht sich den linken Hals hinunter bis zum Herz, dann in den Unterleib. Er wird stärker, fast nicht mehr aushaltbar, mein Kopf platzt fast. Jetzt spricht mein Kopf zu mir und sagt: ›Ich hätte besser aufpassen müssen.‹«

Nun wendete Ellen sich an ihren Kopf: »Hallo, Kopf, ich höre und fühle dich!« Er antwortete ihr: »Ich hätte mich mehr anstrengen müssen. Ich hätte es dir deutlicher sagen müssen. Ich habe versagt! Ich habe beim Wichtigsten versagt! Ich sollte doch aufpassen, dass du nicht schwanger wirst, dass du deine Freiheit behalten kannst. Ich schäme mich. Du durftest nicht schwanger werden. Ich hätte es dir sagen müssen.«

Der Kopf war verzweifelt. Ihm war über all die Jahre aufgetragen worden, genauestens auf eine natürliche Empfängniskontrolle zu achten, und immer hatte er seine Arbeit präzise ausgeführt. Auch diesmal hatte er gewarnt. Laut gewarnt, es könnte zu einer Schwangerschaft kommen, und Ellen hatte es gewusst. Sie hatte gewusst, sie könnte in dieser Nacht schwanger werden, und hatte sich dennoch eingelassen. Sie hatte ihre Verbote in vollem Bewusstsein übertreten, aber sie hatte den Kopf, den Wächter, nicht eingeweiht. Er glaubte immer noch, er hätte stärker warnen müssen, und er hatte keine Muster, keine Handlungsanweisungen für eine eingetretene Schwangerschaft.

Dies alles wurde Ellen mit einem Mal klar. Sie verstand nun ihren Kopf und konnte sich auch die starke Migräne erklären. In anderen Therapiemethoden wäre die Behandlung an dieser Stelle abgeschlossen. Die Ursache des Symptoms »Kopfschmerz« ist in das Bewusstsein gedrungen; sie wurde erkannt – und damit, so nimmt man an, wird sich das Problem von alleine lösen. In der EKT gehen wir an dieser Stelle weiter und lassen die Klientin die Auflösung des Konfliktes auch fühlen.

Im weiteren Verlauf der EKT-Begleitung wandte Ellen sich also an ihren Kopf und sagte: »Mein Kopf, ich danke dir für deine Fürsorge.« Der Kopf blieb still, aber der Schmerz wurde weniger. Nun wandte sich Ellen an ihren Bauch: »Danke, Bauch, dass du all die Jahre kraftvoll geblieben bist, obwohl ich dich oft unterdrückt hatte und dich nicht hören wollte.« Der Bauch reagierte mit einem wohligen Gefühl, das sich im gesamten Bauchraum ausbreitete und Wärme ausstrahlte. Ellen genoss diese Wärme und ging dann mit ihrer Aufmerksamkeit zurück zum Kopf:

»Mein Kopf, du bist sehr stark. Du hast mich all die Jahre beschützt und unterstützt. Du warst immer für mich da. Du hast dein Bestes gegeben. Ich danke dir dafür sehr. Auf dich konnte ich mich immer verlassen. Aber, mein Kopf, ihr gehört doch beide zu mir.« Am Ende dieser Worte meldete sich der Bauch wieder mit einem lauten Grummeln. Er sprach jetzt direkt zum Kopf: »Du hörst nicht auf mich, Kopf, ich bin stark und ich bin auch dein Fundament. Du kannst dich bei mir entspannen. Du musst nicht für mich denken. Wir arbeiten doch beide für Ellen.« Als Antwort des Körpers breitete sich das wohlige Gefühl im Bauch weiter aus und drang jetzt auch bis in Ellens Kopf vor. Nun richtete sie das Wort gleichzeitig an den Kopf und den Bauch: »Danke an euch beide, dass ihr für mich da seid und mich unterstützt.« Ein nicht gekannter tiefer Frieden kam über Ellen. Völlig entspannt lag sie auf der Couch. Zur Schwangerschaft gab es jetzt vom Kopf kein »Nein« mehr. Ellen fühlte auch keine Zerrissenheit mehr in sich. Der Kopfschmerz war völlig verschwunden. Sie begann, sich auf das Kind zu freuen.

Gespräch mit einem Ungeborenen

Karen war mit ihrem ersten Sohn schwanger. Sie war glücklich, aber die bevorstehende Geburt löste Ängste in ihr aus. Die Begleiterin bat sie, mit ihrer Aufmerksamkeit in die Gebärmutter zu gehen und ihr zu berichten, was sie dort wahrnahm. Karen legte beide Hände auf ihren Bauch und konnte mit ihren inneren Augen ihren Sohn sehen. Sie sprach ihn an: »Mein Sohn, was kann ich für dich tun?« Seine Antworten kamen sehr klar und präzise. Er teilte seiner Mutter mit, dass er schon eine Woche vor dem geplanten Geburtstermin das Licht der Welt erblicken würde. Und er könne ihr ganz sicher sagen, dass er wisse, wie seine Geburt vor sich gehen würde und sie sich auf seine Unterstützung beim Geburtsvorgang verlassen könne. Die werdende Mutter war tief berührt von den Worten ihres Sohnes.

Sie spürte, wie sie weicher wurde und ihre Angst in den Hintergrund trat.

Ihr Sohn wurde tatsächlich vor dem errechneten Termin geboren und kam leicht und wohlbehalten auf diese Welt.

Herzschmerzen

Eine Klientin erinnert sich: »In der Nacht wachte ich auf und spürte tief in meinem Herzen heftige Schmerzen. Mit dem Gedanken, dies am nächsten Tag während einer EKT-Sitzung gemeinsam mit Anne genau zu erforschen, schlief ich wieder ein.

In der folgenden EKT-Sitzung meldete sich sofort nach der Entspannung das Herz wieder, mit genau jenem Schmerz, an den ich mich noch aus der Nacht erinnerte. ›Du fühlst dich nicht gut genug, um so zu sein, wie du bist‹, sprach es aus mir. Als ich das hörte, rief ich die kleine Ella, mein inneres Kind, zu mir, und bitte sie, sich an jenen Moment zu erinnern, in dem ich dieses Nicht-gut-genug-sein zum ersten Mal erlebt habe. Die Kleine war zu diesem Zeitpunkt drei Jahre alt. Voller Spieldrang wollte sie hinaus aus dem Haus, die Eltern aber erlaubten es nicht, denn sie machten sich Sorgen, dass etwas Schlimmes geschehen könnte. Auch fehlte es ihnen an Zeit, Ella auf ihren abenteuerlichen Streifzügen zu begleiten.

Nun stand das Mädchen vor mir in einem weinroten Kleidchen, die Arme wie ein Soldat steif an den Körper gepresst. Ich fragte die Kleine, was ich für sie tun könne. Prompt antwortete sie: ›Geh gleich mit mir hinaus!‹ ›Ja!!!‹, sagte ich. ›Sehr, sehr gerne.‹ Ein Lachen erfüllte ihr Gesicht und ich spürte ihren Tatendrang. Sie riss die Tür auf und rannte in den sonnigen Tag. Die Arme waren jetzt ganz frei. Ich spürte, wie sehr sie Teil von mir war, und ich realisierte, dass auch ich all ihre Freude tief in mir leben lassen wollte. Ihre Freiheit öffnete mir das Herz. Es wurde nun ganz weit. In meiner Vorstellung tollten wir durch den Sommertag bis wir erschöpft waren und uns gemeinsam an den Baumstamm setzten, um ein wenig auszuruhen. Ella legte ihren Kopf auf meinen Schoß. Ich streichelte ihren Bauch. Es tat ihr gut. Sie schnurrte wie eine Katze und ich empfand sehr viel Liebe für die Kleine. Während sie die Augen schloss, war mein Herz erfüllt mit dem Gefühl glückseligen Seins.

Nach einem kurzen Schlaf erwachte das Mädchen und blinzelte mit den Lidern. In dem Moment sah ich eine Figur, eine kleine Närrin, die keck und neugierig aus Ellas lockigen blonden Haaren hervorlugte. Das Wesen sprach wie eine Erwachsene zu mir: ›Bitte hüte dich davor, persönlich angegriffen zu sein, wenn dich jemand kritisiert oder etwas ausspricht und du es gleich auf dich beziehst.‹ Das berührte mich, denn es traf den Nagel auf den Kopf. Dann sagte die Närrin noch: ›Ich bin immer da, wenn du mich rufst, und als Spielgefährtin von Ella bin ich auch die deine!‹ Sprach es und ließ die Glöckchen ihrer Närrinnen-Kappe heftig klingeln. ›Was andere sagen, nicht zu persönlich nehmen – wie soll ich das wohl anstellen?‹, fragte ich. ›Lass mich rein in dein Herz, liebe deine Fehler und die Unvollkommenheit. Dann kannst du sie auch im anderen Menschen lieben‹, entgegnete die Närrin in all dem Lärm der Glöckchen, als müsste dieser da sein, um mich aufzuwecken und zu erinnern.

Nun meldete sich mein Kopf mit der Bitte, ihn endlich schlafen zu lassen. Er sagte: ›Sollte ich sofort wieder anspringen, denn darauf bin ich trainiert mit Sprüchen wie ›Gebrauche dein Hirn zum Denken‹, dann streichle mich und lasse mich bitte ruhen. Gehe stattdessen in dein Herz und fühle, fühle, fühle.‹ Das tat ich jetzt und entdeckte an der Herzwand viele Einbuchtungen, als hätte jemand immer wieder dort hineingeschlagen. Ich nahm wahr, dass mein Thema die Angst vor dem Versagen ist. Die höhere Instanz ermutigte mich, der Stimme des Vertrauens zu lauschen. Sie sprach: ›Lade mich in dein Herz ein, lass mich da sein, mich in dir ausdehnen, auch wenn es noch sehr ungewohnt für dich ist.‹ Das konnte ich wirklich fühlen, und langsam verschwanden die Einbuchtungen in der Herzwand, eine nach der anderen.

Die kleine Ella in meinen Armen lächelte mich dankbar an und sagte: ›Es ist schön, wenn wir zusammen sind.‹ Das berührte mich einmal mehr zutiefst, weil ich wahrnahm, wie gut mir das tat.«

Übergewicht

Das folgende Beispiel zeigt sehr schön, wie präzise und treffend die Antworten, die wir von unserem inneren Wissen erhalten, sein können. In diesem Fall entwirft das innere Wissen sogar einen genauen Speiseplan.

Eine Begleiterin berichtet: »Die etwas füllige Dame kam in meine Sprechstunde und war sehr unglücklich. Nach zahlreichen Anläufen hatte sie erneut mit einer Diät begonnen, merkte jedoch schon bald, dass ihr all die angebotenen Speisen nicht schmeckten und von Abnehmen gar keine Rede sein konnte. Sie bat um Rat.

Ich führte sie in ihren Körper, und auf die Frage ›Was spürst du, was kannst du in dir wahrnehmen?‹ antwortete sie: ›In meinem Bauch ist ein großes, heißes Knäuel. Es sieht aus wie ein Wollknäuel, ist aber wohl eher ein Darmgeknäuel, es ist unangenehm.‹ Die Frage ›Mein Knäuel, ich liebe dich, was kann ich für dich tun?‹ führte zu einer Serie von Antworten des Knäuels: ›Nimm mich wahr, immer! Konzentriere dich vor dem Essen auf mich und du wirst wissen, was gut ist für dich und was dir schadet. Frage mich vor jedem Essen. Ich liebe dich und werde dir immer antworten.‹

Nun wurden die Fragen an das Knäuel genauer. ›Was ist gut für mich, was ist gesund, womit kann ich abnehmen?‹

›Obst, aber nur in Maßen und als Zwischenmahlzeit. Außerdem Gemüse, alle Sorten, aber nicht roh, sondern gegart. Für rohes Gemüse muss der Darm erst gesünder werden. Salat, aber nicht aus Tüten, und keine fertigen Salatsoßen, sondern wenig Öl und Zitronensaft, kein Essig. Kein rohes Müsli, sondern besser gekochte Haferflocken. Milch und Milchprodukte sind erlaubt, Joghurt ist gut als Zwischenmahlzeit. Geflügelfleisch und am besten Fisch. Kein Vollkornbrot, am besten gar kein Brot für einige Wochen. Kein Zucker. Keine Cola, keinen Kaffee, keinen schwarzen Tee. Dafür Obst und Gemüsesäfte und viel Wasser oder Kräutertees. Leinsamen oder andere stuhlerweichende Lebensmittel.‹

Angesichts all dieser Antworten wurde das Knäuel immer kleiner und weicher. Langsam konnte die Klientin ihre eigene Darmstruktur erkennen. Ich ließ sie laut wiederholen: ›Heute Abend belohne ich mich, da esse ich ein Eis.‹ Sofort verknäulte sich der Darm, wurde heiß und schmerzte. Die Klientin war tief beeindruckt. Ich ließ sie wiederholen: ›Heute Abend belohne ich mich und esse eine kleine Schüssel frische Erdbeeren.‹ Das Knäuel entspannte sich.

›Kann ich noch etwas für dich tun, mein Knäuel?‹

›Koche dir heute Abend eine Artischocke und iss sie mit wenig Öl und Zitronensaft.‹

Ich gab meiner Klientin das Rezept. Später las ich in meinen Naturheilkundebüchern über die medizinische Wirkung der Artischocke nach: Sie wirkt galletreibend und verdauungsfördernd.

Zwei Wochen später sah ich die Klientin wieder. Sie erzählte mir, sie sei mit ihrem Knäuel im Darm in Kontakt geblieben und könne es oft spüren. Sie hatte vier Pfund abgenommen, was sie als wenig empfand, aber sie war sehr dankbar und wirkte entspannter. Seit dieser Diät, die ihr im Übrigen sehr gut schmeckt, hat sie viel mehr Energie und fühlt sich besser. Nun macht auch ihr Mann bei der Diät mit.«

Emotionales Essen und Essstörung

Die Körperarbeiterin Olivia Wollinger beschreibt in ihrem Buch *Essanfälle adé,* dass die EKT ein wichtiges Werkzeug sein kann, um sich vom emotionalen Essverhalten zu befreien. Für uns schildert sie hier einige persönliche Erfahrungen:

»Ich war jahrelang von einer Essstörung betroffen: Ich hasste meinen Körper und hatte unkontrollierbare Essanfälle. Ich dachte, dass die Ursache allen Übels mein Mangel an Disziplin wäre. Es kostete mich Jahre, bis ich endlich begriff, dass es meine weinende Seele war, die sich Gehör verschaffen wollte.

Auf dem Weg aus der Essstörung war es notwendig, meine Muster zu verstehen und neue Verhaltensweisen zu erlernen, unter anderem mithilfe von Psychotherapie. Als ich die EKT kennenlernte, hatte ich das Gröbste bereits hinter mir. Dennoch revolutionierte sie auf sanfte Art und Weise mein Denken, mein Fühlen und mein Handeln. Die EKT half mir, meinen inneren Botschaften mit Wertschätzung zuzuhören, statt sie mit Essen zu betäuben. Sie lehrte mich Selbstliebe, indem ich alle (alle!) Gefühle in mir annahm, statt sie – wie früher das Essen – in gute und schlechte zu unterteilen. Ich bin wertvoll, egal ob ich gut drauf bin oder nicht.

Ich kam mit meinem Körper in Einklang, da ich ihn regelmäßig für die Wunder, die er vollbringt, dankte. Außerdem konnte ich viele emotionale Mangelzustände auflösen und mein inneres Kind in Liebe annehmen. Mit der EKT lernte ich, meinem Körper und meiner Seele zu geben, was sie brauchten, sodass ich mir selbst meine beste Freundin wurde.

Die EKT war und ist in meiner Selbstanwendung nützlich: Das achtsame Wahrnehmen meiner Gefühle ermöglicht mir zu unterscheiden, ob ich gerade physischen oder emotionalen Hunger habe. Handelt es sich um physischen Hunger, so kann dieser mithilfe der EKT-Sätze als wertvolles Zeichen meines Körpers wertgeschätzt werden. Liegt emotionaler Hunger vor, also der Hunger der Seele, war es wichtig zu lernen, dass ich nicht umgehend auf den Impuls ›Essen! Jetzt! Sofort!‹ reagieren musste. Stattdessen übte ich mithilfe der EKT, die aktuellen Gefühle zu ertragen, statt sie herunterzuschlucken: Welche Empfindungen kann ich jetzt gerade in meinem Körper wahrnehmen und in Liebe annehmen? Somit wurde die EKT für mich ein wertvolles Selbstregulationstool.«

Heißhunger

Sabine reagierte auf Hunger stets mit Kreislaufproblemen, Unruhe und Flatterigkeit. Seit Neuestem wendet sie die Emotionalkörper-Therapie bei sich selber an: »Mein Hunger, ich spüre dich.« Sofort wird sie ruhiger. Ihre Gedanken kreisen dann nicht länger um »Gleich fall ich um«, sondern werden zu: »Das ist doch nicht so schlimm, du bekommst gleich etwas zu essen, das ist doch nur dein Hunger, dein Kreislauf hält schon noch durch.« Der Hunger bleibt zwar, doch die gesamte Kreislaufproblematik hat an Dramatik verloren. Es ist, als müsse ihr Hunger nun nicht mehr so laut und deutlich sein. Sie schenkt ihm durch die EKT die nötige Aufmerksamkeit. Ein Nebeneffekt ist, dass ihr Mann sehr froh ist, denn sie fängt bei Hunger keinen unnötigen Streit mehr an.

Emotionale Ebene

Die Kathedrale meines Herzens

Susanna berichtet: »Ich erinnere mich an einen Abend im Winter 1989, es war kalt und neblig. Ein Freund nahm mich mit zu einem Meditationszirkel, damals noch ein Fremdwort für mich. Ich gesellte mich zu den etwa 20 Männern und Frauen, die auf Matten in einem Kreis saßen oder lagen. Langsam wurden wir still und lauschten der in unserer Mitte sitzenden Frau.

Zunächst beruhigten wir unseren Atem, und dann lenkten wir unsere Aufmerksamkeit zu unseren Herzen. Die Leiterin stellte gute Fragen: ›Wie sieht euer Herz aus, wie fühlt es sich an, könnt ihr euer Herz hören?‹ Meine Antworten waren weniger gut: An der Stelle, wo ich anatomisch mein Herz vermutete, konnte ich nur ein dunkles Loch wahrnehmen, ohne irgendetwas dabei zu hören oder zu fühlen. Ich war erschrocken und fühlte mich miserabel. Gleichzeitig war meine Neugierde geweckt. Wieso konnten die anderen Teilnehmer so wunderbare Bilder von ihren Herzen wahrnehmen und ich nicht?

Es bedurfte später mehrerer EKT-Sitzungen mit Anne, um den Kontakt zu meinem Herzen herzustellen. ›Mein Herz, ich spüre dich‹, schlug Anne als Formulierung für die Kontaktaufnahme vor. Nichts. Ich spürte gar nichts. ›Wenn du mit deiner Aufmerksamkeit zu deinem Herzen gehst, was nimmst du dort wahr?‹, so lautete ihr nächster Versuch. Nur ein dunkles Loch konnte ich sehen. ›Dunkles Loch, was kann ich für dich tun?‹ ›Lass Licht in mich hinein‹, sagte das Loch. Ich bat um Licht und nahm wahr, wie es das Loch in meiner Brust füllte. Endlich hatte ich einen Zugang zu meinem Herzen gefunden.

Im Laufe der nächsten Begleitungen wurde das Loch in meiner Brust zu einer kleinen Kapelle. Später verwandelte es sich in eine riesige, wunderschöne Kathedrale, in der alle meine Vorfahren, alle meine Verwandten und alle meine Freunde beieinander saßen. Die Fenster der Kathedrale waren besonders schön, sie waren komplett aus bunten Butzenscheiben gefertigt und ließen das Licht in allen Farben in das Kirchenschiff fluten. Nachdem ich nun mein Herz innerlich sehen konnte, war es mir auch möglich, es zu fühlen. Ich konnte meinen Herzschlag wahrnehmen und spürte eine wohlige, strahlende Wärme in der Mitte der Brust.«

Angst vor Chemotherapie

Eine Klientin, Jodie, bat um eine EKT-Begleitung. Bei ihr war sechs Wochen zuvor Brustkrebs diagnostiziert worden. Nach der Operation sollte nun in einer Woche die Chemotherapie beginnen. Jodie hatte Angst vor den Infusionen und deren möglichen Nebenwirkungen.

Nach den Worten »Angst, ich spüre dich« sagte sie: »Die Angst ist nicht an einer Stelle, ich fühle sie im gesamten Körper. Sie ist nicht still, sie bewegt sich überall in meinem Körper.« Obwohl ihre Angst keine Form annahm, sondern eher ein diffuser Nebel war, konnte Jodie mit ihrer Angst Kontakt aufnehmen: »Meine Angst, was kann ich für dich tun?«

»Du kannst dich auf die Infusionen vorbereiten«, gab die Angst zur Antwort.

»Angst, wie kann ich mich vorbereiten?«

Die Antwort bestand aus einem einzigen Wort: »Beten.«

»Wie soll ich beten? Worum soll ich bitten?«

Die Antwort kam wiederum sehr schnell: »Ich bin eins mit Gott.«

Diese Worte sollte Jodie täglich immer und immer wiederholen und die Schwingung dieser Worte in ihrem Körper spüren. Jodie wollte diesen Vorschlag sofort in die Tat umsetzen. Sie wiederholte mehrfach »Ich bin eins mit Gott« und berichtete anschließend, wie sich das Gebet in ihrem Körper anfühlte: »Ganz.«

Sie war verblüfft über die Einfachheit dieses Vorganges. Die Worte »Ich bin eins mit Gott« bewirkten ein Ganzheitsgefühl in ihrem krebskranken Körper.

Jodie bekam ihre Infusionen, hatte aber keine Angst mehr vor ihnen. Auch die Nebenwirkungen der Chemotherapie hielten sich in erstaunlichen Grenzen. Jodie verlor zwar die Haare auf dem Kopf, sie litt aber kaum an Magen-Darm-Beschwerden. Sie war selbst überrascht, wie gut sie die Chemotherapie vertrug.

Wut

Eine Begleiterin berichtet: »James kam zu mir und bat mich um eine Begleitung zu seiner Wut, die er mir so beschrieb: ›Ich kann manchmal ganz schön wütend werden, aber ich kann es nicht zeigen. Ich bin nur tagelang wütend, bis es langsam abschwillt.‹

›Meine Wut, ich spüre dich‹, sagte ich ihm vor. Er wiederholte es und wandte sich anschließend an mich: ›Tut mir leid, aber ich kann jetzt, sozusagen auf Bestellung, keine Wut verspüren. Irgendwie ist jetzt gerade keine Wut in meinem Körper zu finden.‹

›Wo ist denn deine Wut jetzt?‹, fragte ich. ›Na, wenn du so fragst, ich kann sie sehen, sie ist direkt vor mir, vor meinem Gesicht.‹

›Ist ja interessant, wie sieht denn deine Wut aus?‹ ›Wie ich selber. Es ist, als gäbe es mich zweimal, einmal in meinem Körper und einmal vor meinem Körper. Na, das ist ja vielleicht drollig.‹

›Deine Wut ist also vor dir und sieht aus wie du?‹

›Ja.‹

›Dann sag doch mal: Meine Wut, ich liebe dich.‹

James wiederholte meine Worte. ›Na, jetzt wird es noch witziger. Die Wut ist sofort in mich hineingekommen. Sie ist jetzt in mir und ich kann sie fühlen. Sie ist heiß, rot und in jeder Zelle.‹

Auf die Frage ›Meine Wut, was kann ich für dich tun?‹ entgegnete sie: ›Ich wollte, dass du mich fühlst. Jetzt ist es gut, jetzt kannst du loslassen.‹

›Meine Wut, ich danke dir und ich lasse dich in Liebe los.‹

James wurde still. Ein paar Tränen kullerten aus seinen Augen.

Nach einer langen Stille sagte er: ›Ich hatte einen Freund, auf den ich sehr wütend war. Der ist kürzlich gestorben und unser Konflikt war nicht gelöst. Jetzt empfinde ich auf einmal Trauer um ihn, ich muss sogar weinen, obwohl ich eigentlich kaum jemals weine. Danke.‹«

Tiefe Traurigkeit

Eine Klientin berichtet: »Seit ein paar Tagen fühlte ich eine tiefe Traurigkeit in mir. Am liebsten wäre ich morgens im Bett geblieben und nicht zur Arbeit gegangen. Ich fand keine rechte Erklärung dafür und bat deshalb eine EKT-Begleiterin um einen Termin.

Gleich nach der Entspannung sagte ich: ›Meine Traurigkeit, ich begrüße dich.‹ Ich fühlte sie in meinem Kopf und um mich herum, war sozusagen darin eingebettet. Nach dem dritten Schritt erkannte ich: Das war gar nicht meine Traurigkeit. Meine ganze Familie stand wie ein dunkler Klotz traurig vor mir. Ich fragte: ›Meine Traurigkeit, kann ich etwas für dich tun?‹ In mir erklang eine Antwort: ›Gib sie an deine Familie zurück.‹ Doch das schaffte ich nicht, mir wurde schwindelig.

Nun begrüßte ich meinen Schwindel, der mit mir wie in einem Boot auf dem Wasser schaukelte. Ich sprach den Schwindel mit den nächsten Schritten an und spürte, dass eine Bewegung wie eine Schlange in meiner Wirbelsäule hochkroch. Es fühlte sich an, als würde ich gerade gerückt. Alles in mir wurde wieder ins Lot gebracht, um mich herum wurde es heller. Auf die Frage: ›Was kann ich für dich tun?‹ erhielt ich innerlich die Aufforderung: ›Gib die Traurigkeit in einen alten Briefumschlag und tu diesen in einen Schredder.‹ Als ich das in meiner Vorstellung machte, sah ich, wie alles zerbröselt wurde.

Das führte in mir zu einer tiefen Entspannung, die sich frisch anfühlte. Während ich die Frische im Körper mit den vier EKT-Schritten durchging, sah ich mich am Ostseestrand entlanglaufen. Plötzlich war ich die kleine Marie, ungefähr drei bis fünf Jahre alt, die nasse Füße und Hosenbeine bekommen durfte. Die Kleine und ich kamen zusammen, wurden ein Herz und eine Seele. Das fühlte sich total herzerwärmend und fröhlich an.

›Meine Herzenswärme, ich begrüße dich‹ – das Herz flog wie ein Luftballon in die Höhe, wir hielten es an einer langen Strippe und liefen drum herum. Nun sah ich ein Doppelherz, denn im Alltag will ich auffallen und etwas Besonders sein. Bilder aus der Kindheit zeigten mir, wie ich schon als Fünfjährige anders und besser sein wollte, um dadurch Zuwendung zu erhalten.

Ich sprach mit der Kleinen, lobte sie: ›Das hast du gut gemacht; du bist vollkommen in Ordnung, so wie du bist.‹ Das freute sie sehr und wir umarmten uns. Meine Eltern tauchten auf, sie saßen auf einer Wolke und grinsten. Ich rief ihnen zu: ›Liebe Mutti, lieber Papi, danke, dass ich eure Tochter bin und danke für die Aufgaben, die ihr mir gestellt habt.‹

Dann wurde mir kalt. Die Kälte gab mir zu verstehen, dass es ums Loslassen ging. Während ich dreimal sagte: ›Ich lasse los‹, sah ich kräftige, bunte Bilder. Sie zeigten mir, dass nun das Alte

Vergangenheit war und das Neue kommen wollte. Ich bedankte mich noch einmal beim Alten und begrüßte das Neue. Es entstanden warme Farben, die ich begrüßte. Die Farben Rot, Orange und Gelb stärkten mich, ohne, dass ich etwas dafür tun musste, es geschah einfach.

Ich war lange still und ruhig und ließ alles in mir wirken. Am Schluss wünschte sich mein Körper noch, die Gelassenheit einzuladen. Sie kroch langsam den Rücken hoch und breitete sich im ganzen Körper aus. Danke!«

Liebeskummer

Wohl einer der stärksten Gefühlszustände, die wir empfinden können, ist der Liebeskummer. Oft sind mehrere EKT-Sitzungen notwendig, um diesen schmerzhaften Prozess adäquat zu begleiten. So war es auch bei Jasmin, die nach 15 Ehejahren von ihrem Mann Martin verlassen wurde, weil er sich in eine andere Frau verliebt hat. Sie litt Höllenqualen und vertraute sich einer EKT-Begleiterin an. Im Laufe von zwei Monaten durchlebte Jasmin in sieben EKT-Sitzungen zahlreiche sehr intensive Emotionen. Wie sehr sich Liebeskummer auch körperlich auswirken kann, zeigte sich bei Jasmin darin, dass sie starke Schlafstörungen hatte und in den ersten vier Wochen nach der Trennung sieben Kilogramm abnahm, weil sie keinen Appetit mehr verspürte.

In der ersten EKT-Sitzung begann Jasmin mit dem Gefühl, welches sie am stärksten spürte. Sie sagte: »Mein Brennen im Bauch, ich begrüße dich.« Die Wahrnehmungen, die sich mit den vier Schritten nacheinander zeigten, beschrieb sie so: »Es fühlt sich wie eine brennende, schmerzhafte Kugel an, die sagt, du kannst dir das nicht schönreden; es ist eine riesige Verletzung, als hätte man dir die Haut abgezogen. Ich fühle mich schutzlos. Die plötzliche Schutzlosigkeit erschüttert mich in meinen Grundfesten. Es ist wie ein Erdbeben, wo kein Stein auf dem anderen bleibt. Ich fühle mich in viele kleine Einzelteile zerschlagen, erschüttert bis ins Mark. Ich bin verletzt wie nach einem schweren Autounfall. Mein Ehemann saß in dem Auto und hat mich überfahren. Ich liege schwer verletzt auf der Straße und verblute. Alles Blut fließt aus mir raus und ich werde mit einem Leichentuch zugedeckt. Es ist ungerecht, ich will diese Trennung nicht. Ich bin wütend auf Martin. Hallo, meine Wut, ich begrüße dich, danke, dass du da bist, und ich nehme dich in Liebe an. Ich fühle mich hilflos, die Wut ist wie ein Flächenbrand, wie ein Waldbrand, der alles verschlingt, es fühlt sich an, als würde ich sterben. Ich kann das nicht aushalten, ich werde vernichtet. Ich fühle mich wie in einem dunklen Tunnel, gefangen in der Dunkelheit. Ich sage laut: ›Ich bitte um Hilfe und Unterstützung.‹ Daraufhin meldet sich Widerstand in mir. Der Widerstand sagt: ›Geh durch den Schmerz hindurch. Es gibt leider keine Abkürzung durch den Tunnel – es wird seine Zeit dauern. Geh weiter und vertraue darauf, dass sich eines Tages wieder Licht zeigen wird.‹«

Am Ende der ersten Sitzung legte Jasmin die Hand auf ihr Herz und sagte: »Mein Herz, ich spüre dich. Du bist sehr verletzt und blutest, aber du schlägst noch. Ich liebe dich!«

In der zweiten Sitzung, die ein paar Tage später stattfand, überwogen die Wut, Empörung und Entsetzen. Auch Fassungslosigkeit, Hilflosigkeit und Traurigkeit zeigten sich. Als Jasmin die Traurigkeit begrüßte, entgegnete diese, dass es in einer solchen Situation angemessen ist, traurig zu sein. Jasmin konnte auch ihre Kraftlosigkeit fühlen, ihre Schwäche und Bedürftigkeit. Ihr Herz sagte: »Das sind auch wertvolle Emotionen. Die Kehrseite von Kraft ist Kraftlosigkeit, und beide gehören zusammen. Momentan erlebst du eine Achterbahn der Gefühle – gehe durch alle hindurch. Viel Schmerz bedeutet auch viel Lebendigkeit.«

Auch die dritte EKT-Sitzung begann mit dem Brennen in Brust- und Bauchbereich, welches Jasmin körperlich spürte. Sie sagte: »Es ist, als hätte Martin eine Bombe in unser Zuhause geschmissen – alles ist in tausend Scherben zersprungen. Als hätte er einen Eimer Säure über mir ausgeschüttet. Ich sehe ihn mit der anderen

Frau Hand in Hand in den Sonnenuntergang gehen. Ich starre beiden fassungslos und schockiert hinterher. Jetzt meldet sich mein Selbstwertgefühl und sagt: ›Du brauchst keinen Mann, der dich nicht liebt! Drehe dich um und sieh woanders hin! Du liebst ihn noch, aber du liebst dich selbst noch mehr als ihn.‹ Ich höre das, aber kann es kaum glauben – liebe ich mich selbst wirklich? So begrüße ich die Selbstliebe in mir und gehe mit ihr die vier Schritte durch. Am Ende der Sitzung breitet sich die Selbstliebe in meinem ganzen Körper aus, sodass mir angenehm warm wird und auch das Brennen sich in eine wohlige Wärme verwandelt.«

Das Brennen im Bauch war auch bei der vierten Sitzung eine Woche später das Erste, was Jasmin spürte. Dieses Mal sah sie das Bild, dass ihr Mann ihr ein Messer in den Bauch gerammt hatte. Auf einmal spürte sie Lebenswillen in ihrem Herzen, der wie ein Licht leuchtete. Sie begrüßte ihn, und der Lebenswille antwortete: »Konzentriere dich auf deine Heilung, auf deine Ganzwerdung. Du bist mehr als ein Teil deiner Ehe. Es gilt, diesen Teil in dir wiederzubeleben. Liebe dich selbst, dann ist es egal, ob du verheiratet bist oder nicht.« Und während Jasmin die Veränderung akzeptierte, erkannte sie, dass sie den Fokus bisher auf Stabilität gelegt hatte, die mehr von außen kommen sollte als aus ihr selbst.

Jasmin meinte: »Im Moment spüre ich, dass ich etwas verloren habe, nämlich meine Ehe, mein Zuhause, die männliche Energie. Ich soll jetzt meine Aufmerksamkeit auf das lenken, was ich durch die Trennung gewonnen habe: Unabhängigkeit und Selbstständigkeit. Die Energie, die ich vorher Martin gegeben habe, hole ich zu mir zurück. Das kann geschehen, indem ich meditiere, mich bewege und strukturiere. In meiner Vorstellung probiere ich das gleich aus und erkenne, dass ich damit die Verantwortung für mich übernehme.«

Das Licht in ihrem Herzen sagte: »Keine Beziehung der Welt kann dein inneres Licht ersetzen. Durch regelmäßige Meditation kannst du zur Selbstliebe finden, dadurch bist du mehr bei dir und weniger bei ihm.« Jasmin meinte: »Das fühlt sich lebendig, aber auch verletzlich an. Der Schlüssel ist Lebensfreude und Dankbarkeit.« Nachdem sie Lebensfreude und Dankbarkeit überall in ihrem Körper spüren konnte, nahm sie ein buntes, farbiges Energiefeld um sich herum wahr, das sie als Schutz empfand.

Bei der folgenden Sitzung litt Jasmin wieder unter dem Brennen im Bauch und begrüßte es. Sie beschrieb ihre Wahrnehmungen: »Es ist heiß und tut mir weh, es fehlt mir etwas. Das Brennen sagt: ›Ich bleibe in dir, solange du nicht bei dir angekommen bist. Wenn du meinst, Martin zu brauchen, werde ich weiter brennen. Erinnere dich an früheren Liebeskummer, wo du bedürftig warst. Wo du Angst vor dem Alleinsein hattest. Es ist nicht gut, aus dem Mangel heraus jemand anderen zu suchen und dich jetzt an Martin zu klammern. Das wird dir kein Glück bringen.‹«

Bei Jasmin entstand ein Gefühl wie vor einer Prüfung, doch jetzt war es die Angst vor dem Scheitern und Sterben. Ein schwarzes Loch tat sich auf. Sie ging hinein und hörte eine Stimme: »Veränderung und Sicherheit schließen sich aus, du brauchst Vertrauen.« Das Brennen wurde weniger.

Jasmin hatte das Bedürfnis zu sagen: »Meine Angst vor Alleinsein und Verlassenwerden, ich begrüße dich.« Nun tauchte Traurigkeit auf. Sie spürte die Emotionen am meisten in ihrer Mitte, von dort aus verteilten sie sich im ganzen Körper, was sich anfühlte, »als würde ich verbrannt werden und sterben«. Jasmin begrüßte das Gefühl von Sterben und empfand es im Herzen wie eine brennende Fackel. Dann wuchs Liebe in ihrem Herzen. In dem Moment, in dem sie angesprochen wurde, verwandelte die Liebe sich in ein sehr helles Licht. Jasmin hörte: »Das Licht brennt, solange du lebst, es erlischt, wenn du stirbst. Es ist mein inneres Lebensfeuer. Ich habe keine Angst mehr.«

Als Jasmin fragte: »Mein Licht, was kann ich für dich tun?«, kam die Antwort: »Meditiere jeden Tag und gehe in die Stille. Zentriere dich und übernimm die Verantwortung für dich. Keine Beziehung der Welt kann dein inneres Licht ersetzen.«

Auch Wochen nach der Trennung war das Brennen im Bauch noch spürbar. In der sechsten EKT-Sitzung beschrieb Jasmin es als Schmerz, Eifersucht und das Gefühl, abgewiesen worden zu sein. Die innere Stimme sagte: »Der Schmerz macht dich zu einem besseren Menschen, im Prozess geschieht dies von allein. Wenn es nicht wehtäte, würdest du dich nicht verändern wollen. Wenn du dich gewandelt hast, wird der Schmerz gehen.« Jasmin meinte: »Das fühlt sich richtig und gut an. Ich gebe mich dem Schmerz hin und empfinde Hingabe. Das fühlt sich an, als wäre ich mit dem Licht verbunden, das gibt mir Kraft.« Sie begann zu weinen und sagte: »Es klingt fast absurd, aber das Licht sagt: ›Genieße den Schmerz. Sei Martin dankbar für den Schmerz, den er dir zufügt. Es ist sein größtes Geschenk an dich. Hör auf zu kämpfen, denn dein schlimmster Verlust ist dein größtes Geschenk.‹« Am Ende fühlte Jasmin große Dankbarkeit.

In der letzten EKT-Sitzung begegnete Jasmin ihrer Stärke und Großherzigkeit. Sie spürte Vergebungsbereitschaft in ihrem Herzen, die sie begrüßte. Sie sagte: »Ich vergebe mir selbst, dass ich manchmal egoistisch war und unsere Ehe vernachlässigt habe. Und ich bin dabei, meinem Mann zu vergeben, dass er mich verlassen hat. Mein Ego braucht Geduld und Zeit, um sich wieder zu erholen.«

Ihre Selbstliebe breitete sich im ganzen Körper aus. Als Jasmin sie fragte: »Was kann ich für dich tun?«, antwortete sie: »Sorge liebevoll für dich und fülle die Lücken, die die Trennung hinterlassen hat. Ernähre dich gut, kümmere dich um deine körperliche Fitness, triff dich mit Freundinnen. Finde jeden Tag etwas Schönes und Positives, das du tun kannst. Und nimm jeden Morgen direkt nach dem Aufwachen Kontakt zu deinem Herzen auf. Lege die Hände auf dein Herz und sage: ›Mein Herz ich spüre dich. Mein Herz, danke, dass du immer für mich schlägst! Mein Herz, ich liebe dich. Mein Herz – was kann ich heute für dich tun?‹ Dann höre auf dein Herz und tue es!«

Begleitung zu einem Wohlgefühl

Die Begleiterin berichtet: »Vor einigen Tagen war ich bei meiner Freundin Helga. Sie wohnt ein bisschen außerhalb Berlins und hatte mich schon lange um eine EKT-Begleitung gebeten. An diesem Tag war ich gerade in ihrer Nähe, und so besuchte ich sie in ihrer Wohnung. Helga hat drei Katzen und wir überlegten, ob wir die Katzen während der EKT-Begleitung im Zimmer lassen sollen oder nicht. Schließlich entschieden wir uns, ihren Lieblingskater im Zimmer zu behalten; die anderen beiden kamen in den Garten.

Helga bat mich um eine Begleitung zum Wohlgefühl. ›Weißt du, ich hab ja die CD zum Wohlgefühl, aber, so oft ich sie mir auch anhöre, ich kann einfach kein Wohlgefühl in meinem Körper spüren.‹ In unseren früheren Begleitungen war oft ein Thema, dass Helga sich von ihren Gefühlen getrennt fühlte.

Wir begannen trotzdem mit ›Hallo, mein Wohlgefühl, ich spüre dich.‹ Helga beschrieb das Gefühl, das sich daraufhin einstellte: ›Es ist wie ein Hauch, der meine Haut außen streichelt, aber nur ganz kurz und nur außen.‹ Als wir dem Wohlgefühl dankten, passierte erst einmal gar nichts. Dann kam ganz vorsichtig der Kater angeschlichen und legte sich völlig entspannt mitten auf ihr Herzchakra. Helga erschrak kurz, war dann aber eher entzückt darüber. ›Es kommt mir gerade ein Wort in den Sinn: Ressourcen. Ich weiß aber nicht, was das jetzt gerade bedeutet.‹ Auch ich war kurz verblüfft, doch dann assoziierte mein Verstand: ›Ressourcen, andere Ressourcen, nutzen, was sich zeigt …‹ Daraufhin tat ich etwas, was ich noch nie vorher in einer Begleitung getan hatte: Ich machte die Katze zum Verbündeten. ›Möchtest du vielleicht mal deinen Kater begrüßen?‹, fragte ich. Helga tat es. Der Kater rührte sich nicht.

›Magst du mir beschreiben, was das für ein Gefühl ist mit deinem Kater auf der Brust?‹ ›Ja, es ist angenehm. Es ist weich. Es ist warm. Und weißt du was? Ich kann darunter und *in* mir mein Herz spüren! Ich habe auch ein weiches, warmes, angenehmes Gefühl im Herzen!‹ Sie war erstaunt und glücklich. ›Willst du dieses Gefühl im Herzen einmal begrüßen?‹ Helga bejahte diese Frage und erzählte dann: ›Es ist sehr zart und es sagt, es sei immer für mich da.‹ Wir gingen die anderen Schritte der EKT durch, und als wir das Herz fragten: ›Was kann ich für dich tun?‹, sagte es: ›Nichts. Ich bin immer da, und wenn du mich fühlen willst, leg dir die Hände auf die Mitte deines Brustkorbs und ruf mich, sprich mich an. Ich werde da sein.‹

Nach ein paar Tagen rief Helga mich an: ›Stell dir vor, wenn ich jetzt die CD zum Wohlgefühl höre und mir die Hände auf das Herz lege, kommt das zarte Gefühl wieder! Das ist so ein tiefer Trost für mich! Danke!‹«

Im Herzen erlebte Dankbarkeit

Vor ein paar Wochen hatte ich (Susanna) das Bedürfnis, Dankbarkeit in meinem Körper zu spüren. Ich bat Anne um eine Emotionalkörper-Therapie zur Dankbarkeit.

Schon gleich in der Anfangsphase meldete sich mein Herz mit einer leisen Aufregung. Als ich dann sagte: »Meine Dankbarkeit, ich spüre dich«, schlug das Herz sehr kräftig. An der Stelle in meinem Rücken, wo ich das hintere Herzchakra vermute, fühlte ich einen Druck von innen nach außen. Ich vernahm die Worte: »Du verlässt jetzt die Ebene des Leids und des Schmerzempfindens.«

Nun hatte ich das Gefühl, unendlich tief zu fallen. Ich stürzte in die »Ebene des Inneren Sonnenscheins«, in der es nur Sonnenschein gibt. Ein leises Lächeln breitete sich in mir aus – nicht nur in meinem Gesicht, sondern im ganzen Körper. Es war, als ob alle Zellen lächelten.

Als ich die Dankbarkeit fragte, was ich für sie tun könnte, antwortete sie mit einer Erklärung: »Der Schlüssel zum Wechseln der Ebenen ist die *gefühlte* Dankbarkeit, so wie du sie jetzt gerade erlebst. Sie öffnet einen Kanal, der von der Ebene des Leids zur Ebene des Sonnenscheins führt. Ist der Kanal einmal offen, so kann Energie in beide Richtungen fließen. Leidensenergie kann abfließen und wird vom Sonnenschein transformiert. Sonnenscheinenergie kann hereinfließen und kann alles heilen, was dort ist. Es gibt nichts, was du von deiner Seite aus tun kannst. Es geschieht von alleine. Wenn du möchtest, kannst du nun deinem Herzen die Erlaubnis geben, deine gefühlte Dankbarkeit in die ganze Welt auszustrahlen.«

Diese EKT-Erfahrung ist Teil meiner Meditationspraxis geworden, weil das Gefühl von Dankbarkeit im Herzen so tröstlich ist und mir selbst so guttut.

Das halbe Herz

Der nun folgende Bericht zeigt, wie weit Genesung und Heilung auf allen Ebenen möglich ist, wenn wir uns auf uns selbst und unsere Gefühle einlassen.

Eine Begleiterin berichtet:

»Herr P., Musiker, groß, gut aussehend, um die 60 Jahre alt, kam zu mir, weil er unter starkem Schnupfen litt. Genauer gesagt, lief ihm die Nase ununterbrochen, die geröteten Augen tränten und seine Stimme war belegt. ›Können Sie etwas gegen Allergien tun?‹, fragte er. Ich bejahte. ›Lassen Sie es uns versuchen.‹ In der ersten Begleitung sprach die Nase zu ihm und machte ihm einige Vorschläge, die jedoch nach einer Woche nur eine kleine Erleichterung brachten.

In der zweiten Begleitung meldete sich plötzlich und unerwartet sein Herz. ›Ich leide, denn ich bin ja nur halb da‹, sagte es. ›Was kann ich denn für dich tun?‹ ›Mach mich ganz‹, antwortete es. Ich fragte Herrn P., ob er wisse, was ein halbes Herz für ihn bedeuten würde – und sein Augentränen ging in Schluchzen über. ›Natürlich weiß ich das, es gibt eine Geschichte aus meiner Jugend, die ich noch niemandem erzählt habe, aber Ihnen werde ich sie berichten. Vielleicht hilft es ja meinem Herzen‹, sagte er voller Hoffnung. ›Ich war 16 und meine Musiklehrerin 24 Jahre alt, als wir uns kräftig, stürmisch und ganz und gar ineinander verliebten. Es gab keinen Sex zwischen uns, stattdessen lange Gespräche, wir schrieben gemeinsam Gedichte und Liedertexte, die wir miteinander vertonten, wir musizierten stundenlang zusammen, wir waren auf einer Wellenlänge und verstanden uns meist ohne Worte. Unsere Liebe zueinander wurde immer intensiver. Meine Eltern, die strikt gegen diese Verbindung waren, schickten mich kurz vor meinem 18. Geburtstag auf ein Schweizer Internat. Handy und Internet waren noch nicht erfunden und die Briefe, die meine Lehrerin mir schrieb, wurden abgefangen, wie ich später erfahren sollte. Nach meinem Abitur besuchte ich die Musikhochschule in einer weit entfernten Stadt. Meine Lehrerin und ich sind uns nie wieder begegnet – ich vermute, dass ihr mein Vater mit einer Anzeige gedroht hatte. Seit dieser Zeit ist mein Herz verschlossen. Ich lebte ein Leben als erfolgreicher Musiker und blieb allein. Ich habe nie geheiratet und habe keine Kinder.‹

In der nächsten Sitzung erzählte mir Herr P. von seinem letzten Traum, in dem er die Musiklehrerin wiedergesehen hat. Er fragte mich, ob es eine gute Idee sei, sie zu suchen. Ich schlug vor, auch hier die EKT anzuwenden. Er könne sich seine Lehrerin doch vorstellen und in seiner Imagination mit ihr Kontakt aufnehmen. Die Lehrerin erschien ihm vor seinem geistigen Auge. ›Was kann ich für dich tun?‹, begann er das Gespräch mit ihr. Als Antwort legte sie ihre Hand sanft auf sein zerbrochenes Herz. Sie sang ein Lied dazu, das sie damals gemeinsam komponiert hatten. Diese EKT-Begleitung hat ihn zutiefst berührt.

Als Herr P. zur nächsten Sitzung erschien, berichtete er als Erstes, dass er seine ehemalige Musiklehrerin im Telefonbuch seiner alten Heimatstadt unter ihrem Mädchennamen gefunden hatte. Nun traute er sich aber nicht, sie anzurufen. Hier half ihm wieder die EKT: Während unserer Begleitung sprach sein Herz eine Botschaft an die Musiklehrerin. Er schrieb sie auf und sandte ihr einen Brief. Schon nach einigen Tagen erhielt er eine Antwort. Sie telefonierten, sie trafen sich. Sie erzählten sich gegenseitig ihr bisheriges Leben. Dabei öffneten sich ihre Herzen, sie konnten ihre alte Vertrautheit wieder herstellen und sind jetzt in der Lage, sich freundschaftlich nahe zu sein.

Herr P. nahm insgesamt an zehn Sitzungen teil, in denen sein Herz immer mehr heilen konnte. Nach einem Jahr war das Herz von Herrn P. gesund und er lernte eine Frau kennen. Sie verliebten sich ineinander und leben seit acht Jahren zusammen. Seine allergischen Beschwerden, der Grund seines ersten Besuches, sind nicht wieder aufgetreten.«

Der Babyneid

Babyneid – was für ein schlimmes Wort, und wie schlimm ist er erst für die Wunschmütter! Aber jede Frau mit Kinderwunsch kennt ihn, den Babyneid: »Wieso muss ausgerechnet meine beste Freundin jetzt schwanger werden und ich nicht?«, »Wieso ist die Frau auf dem Spielplatz schon wieder schwanger, sie hat doch schon zwei Kinder? Wo bleibt da die Gerechtigkeit?«, »Wieso sind auf meiner Arbeitsstelle gleich zwei Kolleginnen schwanger und wir warten doch schon so lange auf ein Kind?«, »Wieso klappte es denn gleich beim ersten Versuch bei meiner Schwester?«, »Beim Anblick eines Kinderwagens zieht sich alles in mir zusammen und ich bekomme fast keine Luft mehr.«, »Ich habe meinen Arbeitsweg geändert, damit ich nicht mehr an so vielen Spielplätzen vorbeiradeln muss.«, »Familienfeste sind eine Tortur für mich, lauter glückliche Kinder um mich herum – und ich habe keins!« – solche und ähnliche Gedanken sind ihnen sehr vertraut. Der Babyneid hat viele Gesichter und die Frauen, die ihn kennen, leiden darunter und schämen sich, weil sie ein solches Gefühl haben.

So erging es auch Carmen, die mit fast allen diesen Gefühlen und Gedanken zu mir kam. Also begrüßten wir den Babyneid. Sofort zog sich ihr Zwerchfell zusammen und sie atmete flacher. Sie war selbst erschrocken über den unmittelbaren Zusammenhang des Wortes Babyneid und der klaren Reaktion ihres Körpers. Ich bat Carmen, ihrem Babyneid zu danken. Das fiel ihr schwer, aber die Worte »Danke, dass du dich so deutlich zeigst« konnte sie dann doch sehr leicht wiederholen. Schon dieses Bedanken brachte eine große Erleichterung und ihr Atem normalisierte sich.

»Mein Babyneid, ich nehme dich in Liebe an« – auch diese Worte konnte Carmen erst einmal nicht aussprechen. »Es ist doch nicht richtig, so neidisch zu sein, das weiß ich ja vom Kopf her, und ich will es nicht, aber es überwältigt mich!« Ich sagte zu ihr: »Es ist *dein* Gefühl, was du im Moment hast, und es gehört zu dir.« Nach kurzem Zögern entgegnete Carmen: »Stimmt. Also: Mein Babyneid, du gehörst im Moment zu mir und so nehme ich dich in Liebe an.« Einige Tränen liefen, ihr Gesicht wurde weicher, ein kleines Lächeln zeigte sich, sie war lange still.

Nach dieser Pause berichtete Carmen: »Der Babyneid sagt: ›Aber du willst doch gar nicht *dieses* Baby, du willst auch nicht *ein* Baby, du wünscht dir *dein* Baby! Und wenn du jetzt an *dein* Baby denkst, wenn du es dir vorstellst, was spürst du dann?‹ Also, wenn ich jetzt in meinen Körper hineinspüre und an *mein* Baby denke, dann ist da eine wohlige Wärme in meinem Bauch und in meinem Herzen und eine kleine Aufregung.« Ich ließ sie noch eine Weile in diesem Gefühl und stellte dann die vierte Frage: »Mein Babyneid, was kann ich für dich tun?« »Der Babyneid sagt: ›Jedes Mal, wenn du ein Baby siehst, wenn du eine Schwangere siehst, wenn du einen Kinderwagen siehst, gehe zurück in dieses Gefühl, was du gerade hast, Vorfreude auf *dein* Baby!‹ Ich kann zwar noch gar nicht glauben, dass ich das hinkriegen werde, aber ich werde es auf alle Fälle versuchen.« Ich sagte ihr noch, dass es mit Hinkriegen nichts zu tun habe, es geht einfach nur darum, sich zu erinnern.

Ein paar Tage später rief Carmen mich an: »Es klappt wirklich, normalerweise wurde mein Herz ja ganz eng, wenn ich in einen Kinderwagen schaute, doch jetzt spüre ich Wärme in meinem Herzen. Ich könnte jedes Kind knuddeln und von Neid ist da gar keine Spur mehr. Ich bin so dankbar!«

Die Angst in der Kinderwunschzeit

Birgit Zart ist Autorin und EKT-Begleiterin. In ihrem Buch *Gelassen durch die Kinderwunschzeit* beschreibt sie einige der zahlreichen Ängste von Wunschmüttern: »Ich habe Angst vor der Hoffnung, jeden Monat! Ich habe Angst, vielleicht niemals ein Baby in meinen Armen halten zu dürfen, niemals erfahren zu dürfen, wie es ist, eine Mutter zu sein. Ich habe Angst davor, ohne Kinder alt werden zu müssen. Ich habe Angst vor dummen Fragen und Bemerkungen Außenstehender. Ich habe Angst davor, dass wieder jemand in meinem Freundeskreis schwanger wird. Ich habe Angst davor, keine richtige Frau zu sein. Ich habe Angst davor, dass mein Mann sich sehnlichst ein Kind wünscht und ich ihm diesen Wunsch nicht erfüllen kann. Ich habe Angst davor, dass mein Mann sich kein Kind wünscht. Ich habe Angst davor, als ›Nicht-Mutter‹ abgestempelt zu werden Und dann die ganz große Angst im Hinterkopf: Ich habe Angst, dass es vielleicht niemals klappt, dass ich niemals schwanger werde, dass wir nie ein Kind bekommen werden.« (Ariston 2006, S. 98)

In den letzten acht Jahren habe ich viel mit Kinderwunschfrauen gearbeitet und dabei festgestellt, dass dies nur einige der Ängste sind, denn ich habe so viel mehr gesehen. Jede Wunschmutter, die zu mir kam, hatte ihre persönlichen Ängste, die aus ihrer eigenen Geschichte stammten, nur eins haben alle Wunschmütter gemeinsam: große Angst. Die Emotionalkörper-Therapie ist ein wunderbares Mittel, um mit diesen Ängsten umzugehen, wie beispielsweise auch die Geschichte von Rania zeigt.

Rania kam zu mir; weil sie in Sorge war. Sie hatte einen neuen Partner kennengelernt und beide wünschten sich ein Kind. Nun war es an der Zeit, die Pille abzusetzen, aber Rania konnte sich einfach nicht dazu durchringen. »Sehen Sie, ich wollte mit meinem ersten Partner auch ein Baby, aber ich habe es in der 16. Woche verloren. Die Trauer darum war so groß und hielt so lange an, dass unsere Beziehung darüber zerbrach. Das möchte ich nicht noch einmal erleben, aber gleichzeitig möchte ich auch schwanger werden. Ich glaube, ich halte die Wochen zwischen dem Beginn der Schwangerschaft und der 16. Woche nicht aus.«

In der Begleitung begrüßte Rania die Angst vor der Wartezeit bis zur 16. Woche. Die Angst saß in ihrem Herzen, umgeben von Trauer. So begrüßte sie die Trauer. Viele Tränen flossen, und als sie die Trauer fragte, was sie für sie tun könne, antwortete die Trauer: »Habe Vertrauen, diesmal wird alles anders.«

Dann wandte Rania sich ihrer Angst zu. Sie dankte ihr und nahm sie in Liebe an. Als sie die Angst fragte, was sie für sie tun könne, bat die Angst darum, in Ranias Herzen bleiben zu dürfen. Sie würde sich auch ganz klein machen. Dann wiederholte die Angst die Worte, die auch die Trauer gesprochen hatte: »Habe Vertrauen, diesmal wird alles anders.« Daraufhin sagte Rania laut, sodass alle Teile ihres Körpers, ja, jede ihrer Zellen es hören konnten: »Ich habe Vertrauen.« Sie entspannte sich sichtlich. »Ich habe tatsächlich Vertrauen. Es wohnt auch in meinem Herzen und ist jetzt ganz groß und freut sich, gesehen zu werden.« Sie blieb noch einige Zeit in dem Gefühl des Vertrauens liegen, und wir beendeten hier die Begleitung.

Wochen später hörte ich von Rania, dass das Gefühl des Vertrauens anhielt und dass sie ein paar Tage nach der EKT-Sitzung den Mut hatte, die Pille abzusetzen. Sehr bald wurde sie schwanger, und sowohl ihr Mann als auch sie freuten sich sehr darüber. Mit einer kleinen Restangst schaute sie zwar noch täglich auf den Kalender, doch die Vorfreude auf das Baby war größer. Die Wochen vergingen und Rania besuchte die Vorsorgeuntersuchungen. Es wurde noch einmal richtig aufregend, als sie am Anfang der 16. Woche zum Ultraschall ging. Völlig aufgewühlt rief sie mich hinterher an: »Stellen Sie sich vor, die Ärztin hat gesagt: ›Das ist aber ein munteres, gesundes und kräftiges Baby, es hat entwicklungsmäßig die 16. Woche glatt übersprungen und ist jetzt nach meinen Maßen in der 17. Woche!‹«

Mentale Ebene

Geldsorgen

Susanna berichtet: »Manchmal mache ich mir Sorgen um meine Finanzen. Es war wieder so ein Tag, der Kontoauszug sah nicht rosig aus, die Versicherung war fällig und meinem Mann wurde an diesem Tag sein Auto geklaut. Meine Gedanken rotierten nur noch ums Geld: ›Können wir das schaffen?‹ Anne und meine amerikanische Freundin Patricia waren nicht zu erreichen, daher beschloss ich, eine EKT mit mir selber durchzuführen. ›Meine Geldsorgen, ich spüre euch.‹ Sie saßen in meinem Rücken und drückten gewaltig gegen meine Wirbelsäule. Dann kam eine Stimme: ›Du hast eigentlich keine Geldängste, was du hier spürst, ist deine Geldverantwortung. Du nimmst die Dinge zu ernst und zu wichtig.‹ In mir stieg ein Bild auf, das erste Büro meines Vaters. Er war Steuerberater und in seinem Büro stand ein gewaltiger schwarzer Aktenschrank. Mit meinen sechs Jahren erschien mir dieser alte Schrank riesig. Deutlich erkannte ich jetzt, dass meine Geldverantwortung mit meinem Vater zusammenhing. Geldverantwortung und Vater waren gekoppelt, und ich hatte jetzt die Gelegenheit, beide zu entkoppeln. So begrüßte ich zuerst meinen Vater: ›Vati, ich begrüße dich, ich liebe dich.‹ (Mein Vater ist seit 50 Jahren tot.) Ich konnte ihn nur vage erkennen, er lächelte. Dann sprach ich mit der Geldverantwortung: ›Ich danke dir, was kann ich für dich tun?‹ Die Geldverantwortung antwortete: ›Gib dich dem Strom des Lebens hin.‹ Diese Antwort berührte mich so sehr, dass ich weinen musste.

Mein Vater hatte mir als Kind oft gesagt: ›In der Mitte des Stromes fließt der Fluss am schnellsten‹, und er hatte mir geraten, in der Mitte zu bleiben und mich von dem Strom durchs Leben tragen zu lassen. In den folgenden Tagen meditierte ich mehrfach mit der Affirmation ›Ich gebe mich dem Strom des Lebens hin‹, und zu meiner großen Freude verflogen meine Sorgen ums Geld.«

Angst vor Anästhesie

Rebecca hatte eine Operation vor sich und riesige Angst vor der Betäubung. So groß war die Angst, dass sie die Operation schon zwei Mal verschoben hatte. Nun wollte sie sich ihrer Angst stellen.

In der Begleitung begrüßte sie die Angst und spürte sie in ihrer linken Hüfte. »In der linken Hüfte, was hat denn das mit Angst vor Betäubung zu tun?«, fragte sie sich. Innere Bilder stiegen in ihr auf und auch die Erinnerung an einen Badeunfall, bei dem die heute 60-Jährige im Alter von neun Jahren fast ertrunken wäre.

Rebecca dankte der Angst, und die Erinnerung wurde deutlicher: »Ich kann mich jetzt genau erinnern, es war ein Gedanke, der sich immer wiederholte, der Gedanke ›auf keinen Fall atmen!‹« Als sie die Angst in Liebe annahm, kam es auf der physischen Ebene zu einer Veränderung: Rebecca konnte mit einem Mal tief durchatmen. »So tief konnte ich seit diesem Badeunfall nicht mehr atmen!« Sie weinte vor Glück.

Auf die Frage: »Wie fühlt es sich an, tief durchatmen zu können?«, entgegnete Rebecca: »Da ist noch etwas, wie Bänder, zu enge Bänder um mein Herz.« Sie begrüßte die Bänder und dankte ihnen, und als sie ihnen sagte, dass sie sie in Liebe annehmen würde, fingen die Bänder an, sich eins nach dem anderen zu lösen und aus ihrem Körper zu entschweben. Dieser Vorgang zog sich über 20 Minuten hin, doch am Ende waren alle Bänder entfernt und das Herz war frei! Rebecca atmete mehrfach tief durch und sagte dann: »Die Angst ist weg.«

Eine Woche später wurde sie ohne jegliche Komplikation operiert.

Angst vor Herzinfarkt

Ein Klient berichtet: »Mehrmals hatte ich in den letzten Wochen ein beklemmendes Gefühl in der Brust, das mir Angst machte. Ich habe mir deshalb einen Termin beim Arzt geben lassen.

Während der Wartezeit auf diesen Termin wollte ich innerlich zur Ruhe kommen und ging zu einem Emotionalkörper-Therapeuten.

Die erste Wahrnehmung in der Sitzung war ein beengendes Gefühl in meiner Brust, worauf ich vor Schreck meine Augen öffnete. Die besonnene Art des Begleiters an meiner Seite erlaubte es mir, meine Atmung wieder ruhig und sanft durch meinen Körper fließen zu lassen und mich zu entspannen.

Nach der Frage: ›Was kann ich für dich tun?‹ sagt mir das beengende Gefühl: ›Bewege dich mehr, treibe Sport, trinke keinen Alkohol und nimm dir mehr Zeit für dich.‹ Daraufhin begann ich in meiner Vorstellung am Strand entlangzulaufen, was mir schwerfiel. Es fühlte sich so an, als wäre ich in den letzten Jahren wie tot gewesen und hätte mich damit selbst ausbremsen wollen. Nun fiel mir nichts mehr ein, sodass der Begleiter fragte: ›Kannst du dich vielleicht an irgendeine Situation in deinem Leben erinnern, in der du dich lebendig gefühlt hast?‹ ›Ja, lebendig habe ich mich mit meiner ersten Liebe in Griechenland gefühlt, da gab es Nähe und Vertrautheit.‹, entgegnete ich, um dann meine Lebendigkeit zu begrüßen. Sie sagte mir innerlich, dass ich aufrichtig sein soll, das würde auch meinen Rücken stärken. Ich fragte laut: ›Wie kann das geschehen?‹, und erhielt die Antwort: ›Mach deine Augen auf und sei du selbst.‹ In meiner Vorstellung tat ich das und sah einen glücklichen Familienvater, der im Leben stand. Ich könnte das sein, aber ich bin da noch nicht. So gab ich ihm den Namen Andrew und folgte ihm nach Hause. Wir kamen an einer Schlange vorbei, an einem Hund, der mir seine Freude zeigte, und gelangten schließlich zu seinem hölzernen Haus. Das Haus war weitläufig, auf einer Veranda vergnügten sich eine Frau und zwei Kinder. Ich folgte Andrew in die Scheune, wo er ein Windrad baute. Ich half ihm dabei, das Windrad auf dem Dach aufzurichten, darüber freute Andrew sich. Ich fragte ihn: ›Wie schaffst du das?‹ Er meinte: ›Ich nehme mir Zeit zum Tüfteln und mache einfach, was mir Spaß macht.‹ Während ich ihm zuhörte, streichelte ich seinen

Hund und genoss dessen Wärme und Weichheit, die auf mich überfloss. Ich sah einen Baum und hatte das Bedürfnis, mich unter ihm auszuruhen. Kinder kamen, es war lustig und schön und zeitlos. Eine Frau ging mit mir auf Augenhöhe, ich konnte ihren Blick erwidern und mich mit ihr gut fühlen. Ich genoss das Gefühl, ganz im Augenblick zu sein, ohne vorausschauen zu wollen.

In meinem Oberkörper spürte ich wachsende Kraft und begrüßte sie. Auf die Frage: ›Was kann ich für dich tun?‹, kam die Antwort: ›Atme bewusst, bewege dich und spiele mit den Kindern, folge deiner Lebenslust und deinem Tatendrang, doch übertreibe nicht und – als Letztes – entspanne deinen Geist.‹ Meinen Geist hängte ich als einen gelben Luftballon in den Baum und hielt ihn an dem Band fest. Andrew stand neben mir und sagte: ›Bleib, solange du willst!‹ Gleichzeitig nahm ich wahr, wie er seine Liebe auf alle Umstehenden fließen ließ.

Ich spürte einen gelben, warmen Energiestrahl neben meiner Wirbelsäule aufsteigen. Ich begrüßte ihn, und während ich ihn in Liebe annahm, strahlte er auch in mein Herz. Auf die Frage: ›Was kann ich für dich tun?‹, hörte ich: ›Höre auf dich, indem du dich selbst ernst nimmst.‹ Und indem ich mir das innerlich vorstellte, verteilte sich der warme, gelbe Energiestrahl wie ein kleiner Fluss bis zu meinen Füßen. Danach ließ ich ihn in meine Schultern und in den Nacken fließen, sodass ich einfach den ganzen Ballast loslassen konnte, der sich da zeigte. Leichtigkeit machte sich breit. Ich begrüßte sie und flog mit ihr um die ganze Welt.

Die Angst vor Herzinfarkt? Ich nahm an, sie ist davongeflogen, jedenfalls war sie nicht mehr da.

Fünf Jahre später: Mein Kardiologe sagt bei der Routineuntersuchung, alles sei altersentsprechend – das ist ja schon mal beruhigend. Vielleicht liegt es auch daran, dass ich in der Zwischenzeit Mitglied einer Herzsportgruppe geworden bin. Das regelmäßige Training tut mir gut. Zur EKT-Begleitung gehe ich mehrmals im Jahr und bin jedes Mal wieder erstaunt, was als Vorschlag und Wissen aus meinem Inneren kommt.

Nach der letzten Emotionalkörper-Therapie gab es einen praktischen Vorschlag aus meinem Herzen: Es bat mich, mein Auto regelmäßig in einer kleinen Seitenstraße abzustellen, wo es immer Parkplätze gibt, statt direkt vor der Haustür. So habe ich morgens mindestens fünf Gehminuten Frischluft, und abends fällt der Stress des Arbeitstages von mir ab. Ich bin immer wieder überrascht, wie viel diese fünf Minuten doch ausmachen!

Meine Angst hat sich verändert, aus der Sorge um mein Herz ist ein ›Ich sorge für mein Herz‹ geworden. Wenn es jetzt manchmal leise muckert, halte ich inne, lausche in mich hinein und kann immer die Ursache für sein Muckern finden und mich entsprechend ändern.«

Angst vor Überfällen

Eine Kollegin berichtet: »Ich bin Psychologin. Vor Kurzem kam eine Frau zu mir in die Beratungsstunde, die als Verkäuferin mehrmals überfallen worden war. Sie wollte mit mir über ihre berufliche Zukunft sprechen, da sie nicht mehr als Verkäuferin arbeiten konnte. An diesem Tag ging es ihr sehr schlecht. Auslöser war, dass ihr von ihrem Arbeitsvermittler eine Stelle als Verkäuferin angeboten wurde. Daraufhin verspürte sie Druck, diese Stelle annehmen zu müssen und bekam starke Albträume. Sie konnte mehrere Nächte lang nicht schlafen.

Während der Beratung thematisierte ich die Frage, welches Gefühl dominieren würde, und die Frau sagte prompt: ›Angst im Bauch.‹ In dem Moment wandte ich die Emotionalkörper-Therapie an. Ich schlug ihr vor: ›Sie können jetzt sagen: Angst, ich spüre dich.‹ Sie tat es bereitwillig. Darauf folgten die Sätze ›Angst, es ist gut, dass du dich so deutlich zeigst‹, ›Meine Angst im Bauch, ich nehme dich in Liebe an‹ und ›Meine Angst im Bauch, kann ich etwas für dich tun?‹

Der Bauch antwortete sehr klar und deutlich: ›Ich will nie wieder überfallen werden und Todesangst haben. Ich muss nicht als Verkäuferin arbeiten. Ich mache das nicht.‹

Im Laufe des EKT-Gesprächs konnte die Frau sehr deutlich sehen, dass die Angst im Bauch ihren Sinn hatte: Sie wollte sie vor der Gefahr beschützen, als Verkäuferin wieder überfallen zu werden. Sie konnte der Angst sogar danken. Dabei atmete sie tief ein und aus und entspannte sich vor meinen Augen.

Am Ende ging es ihr viel besser, und sie war sich absolut sicher, dass es das Beste für sie sei, die Stelle als Verkäuferin abzulehnen. Ich hatte während dieser Beratung die wertvolle Erfahrung gemacht, dass die Methode der Emotionalkörper-Therapie auch im Gespräch funktioniert und entließ meine Klientin mit zwei Vorschlägen: Sie solle sich beruflich neu orientieren und sich mit einer professionellen EKT-Begleitung ihrer Angst widmen, um sie aufzulösen.«

Begleitende Maßnahme zur Chemotherapie

Das folgende Beispiel zeigt, wie wir die EKT als Entscheidungshilfe einsetzen können. Außerdem wird hier auch deutlich, wie die moderne Medizin und die Emotionalkörper-Therapie sich gegenseitig unterstützen können.

Vor ein paar Monaten wurde bei Mary Brustkrebs diagnostiziert. Sie erhielt die üblichen medizinischen Therapien: mehrere Operationen und Bestrahlungen. Jetzt stand sie vor der Entscheidung: Chemotherapie, ja oder nein? »Sie als Ärztin, was halten Sie von Chemotherapie? Schadet es nicht eigentlich mehr, als dass es hilft?«, fragte sie mich. Ich entgegnete ihr: »Mary, diese Frage werde ich dir nicht beantworten, aber ich werde dir dabei helfen, die für dich richtige Antwort in dir, in deiner Seele, zu finden.«

Während der ersten Begleitung bat ich sie, sich ihren nächsten Besuch in der Krebsklinik, in der die Chemotherapie durchgeführt werden sollte, vorzustellen. Sie sollte sich alles ganz genau vergegenwärtigen: ihre Tochter, die sie begleiten würde, die Klinik mit den schönen Bildern an den Wänden, der leisen Musik, dem gedämpften Licht, den freundlichen, geduldigen Schwestern. Mary konnte sich das alles sehr lebhaft vorstellen und sie fühlte sich sehr unterstützt und geborgen.

Nun bat ich sie, sich die Flaschen mit den Infusionen vorzustellen und wie die Krankenschwester diese Infusion anlegt und startet. Marys Mimik und Körperhaltung änderten sich dramatisch. Das Lächeln verschwand, die Entspannung wich einer Verkrampfung.

Ich fragte: »Mary, was fühlst du jetzt?« »Ich fühle, wie das Gift in meinen Arm läuft und mich verletzt.« Ich bat sie: »Mary, begrüße das Gift in der Infusion.« »Gift, ich begrüße dich, ich danke dir, dass du für mich arbeitest. Ich liebe dich, was kann ich für dich tun? – Weißt du was, Susanna, du wirst es nicht glauben, aber das Gift *spricht* zu mir.« »Was sagt es denn?«

»Es bittet mich, ich solle mir des Giftes *bewusst* werden, statt es zu unterdrücken oder zu verdrängen.«

»Mary, tue, worum das Gift dich bittet.«

»Gift, ich bin mir deiner bewusst und auch deiner Kraft. – Jetzt antwortet mir das Gift. Es sagt: ›Öffne dich mir ganz und gar, sodass ich durch deinen Körper hindurchfließen kann, in jeden Winkel, damit ich jede noch so verstreute Krebszelle erreichen kann.‹«

»Mary, trau dich, tue genau, worum du gebeten wirst.«

»Gift, ich öffne mich dir ganz und gar.«

»Was fühlst du jetzt?«

»Strömende Wärme und Licht. Ich fühle tatsächlich Licht. Es fühlt sich warm und gut an, aber es macht mich auch ein wenig ängstlich, denn es fühlt sich eigentlich an, als ob ich Spinnen erlauben würde, in meinen Körper zu kriechen. Es fühlt sich eklig an, aber gleichzeitig weiß ich, dass diese Spinnen meinen Krebs zerstören werden. Übrigens: Ich habe nur eine Phobie im Leben – und das ist eine Spinnenphobie!«

»Mary, begrüße deine Angst: ›Hallo, meine Angst vor Spinnen, was kann ich für dich tun?‹«

»Meine Angst sagt zu mir, ich solle das Bild der Spinne transformieren. Na, wie soll denn das gehen?«

»Bitte sprich folgenden Satz laut aus, Mary: ›Ich bitte um Führung und um Unterstützung und um Hilfe, das Bild der Spinnen zu transformieren.‹«

Mary tat, was ich ihr vorschlug. Dann beschrieb sie: »Die Situation hat sich völlig verändert. Jetzt habe ich das Bild und das Gefühl, dass blütenweißes und wärmendes Licht aus meiner Infusionsflasche in mich hineinläuft. Es fühlt sich beruhigend und tröstend an, heilsam und genau richtig.« Marys Züge glätteten sich sichtbar. Sie sank in einen tieferen Zustand der Entspannung.

Nach einer ganzen Weile sprach sie wieder: »Das weiße wärmende Licht hat sich in ein Bild von Gottes Zeigefinger verwandelt. Ich habe Gottes Zeigefinger in meinem Körper gesehen. Vor allem habe ich diesen Finger in meinem Gehirn gesehen. Ich hatte viel Angst vor Metastasen in meinem Gehirn, aber jetzt ist keine Angst mehr da.« Nach diesen Worten sank Mary in einen tiefen, erholsamen Schlaf. Sie schlief etwa 45 Minuten, ohne sich im Geringsten zu bewegen. Auch ihre Augen waren ruhig. Nach dem Aufwachen fühlte sie sich gestärkt und sehr entspannt. Sie sagte, sie würde sich nun auf ihre nächste Chemotherapie in gewisser Weise freuen, da sie jetzt ganz innen und mit Sicherheit wüsste, dass Chemotherapie die richtige Entscheidung für sie sei.

Zwei Jahre nach ihrer Chemotherapie ging es Mary gut. Sie konnte wieder halbtags arbeiten und die Hochzeit ihrer Tochter ausrichten.

Talentblockade

Frau F. wünschte sich nichts sehnlicher, als malen zu können. Sobald sie aber einen Malblock vor sich hatte, kamen Ängste in ihr hoch und sie war blockiert. Ihre Begleiterin und sie setzten sich gemeinsam mit Block und Stiften an einen Tisch. Nach einer entspannenden Einleitungsphase bat die EKT-Therapeutin, Frau F., den Satz »Mein Block, der mich an meiner Kreativität hindert, was kann ich für dich tun?« zu wiederholen. Frau F. antwortete: »Der Block will nicht sprechen, aber ich habe ein merkwürdiges Gefühl in meiner rechten Hand, so als ob die Hand etwas schreiben wollte.« Sie nahm ihren Stift und begann, mit geschlossenen Augen zu malen. Als sie ihre Augen wieder öffnete, kamen ihr die Tränen, denn ein wunderschöner Engel blickte ihr von ihrem Malblock liebevoll entgegen. Wie sie ihrer Begleiterin anschließend berichtete, ging damit ein langjähriger Traum in Erfüllung, einen Engel malen zu können.

Ähnlich, wie es dieses Fallbeispiel im Hinblick auf das Malen beschreibt, kann die Emotionalkörper-Therapie auch für jede andere Talentblockade eingesetzt werden, beispielsweise im Sport, bei Legasthenie oder Dyskalkulie, in der Musik, im Tanz, ja sogar beim Kochen.

Entscheidungshilfe

Stefan hatte eine Entscheidung zu treffen. Er war in seinem Beruf ganz zufrieden, als ihn unerwartet ein Headhunter anrief, der ihn abwerben wollte. Das Angebot war verlockend. Allerdings war es mit der Auflage verbunden, dass er sich innerhalb einer Woche entscheiden müsse. So ging es in Stefans Kopf immer hin und her: Soll er? Soll er nicht? Das Alte war so schön gemütlich, sicher, bekannt, das Neue unbekannt und auch ein bisschen Angst einflößend. Er konnte sich einfach nicht entscheiden, schlief keine Nacht mehr durch und war tagsüber »zu nichts zu gebrauchen«. So entschloss er sich, zu einer EKT-Begleiterin zu gehen.

Nach der Einleitung begrüßte er seine »Berufung«, so wollte er das Thema nennen. Nachdem Stefan den Satz »Meine Berufung, ich spüre dich« ausgesprochen hatte, nahm er ein unangenehmes Gefühl in seinem Brustkorb wahr. Es fühlte sich an, als sei dort eine Vertiefung. Während Stefan dorthin spürte, stieg eine Erinnerung in ihm hoch: Sein Vater hatte genau an dieser Stelle eine Vertiefung und ging immer leicht nach vorne gebeugt. Stefan sagte, sein Vater hätte harte und starre Wesenszüge gehabt, und dieses Gefühl habe er gerade in seinem Brustkorb. So begrüßte er das Harte und die Starre des Vaters in seinem Brustkorb. Als er beide in Liebe annahm, konnte er in seiner Brust Stufen zu einem Tresor wahrnehmen. Auf die Frage »Was kann ich für dich tun?« antwortete eine Stimme: »Öffne die Tür.« Das tat Stefan in seiner Vorstellung und erblickte ein »urtiefes« schwarzes Loch. Als Stefan fragte, was er für das Loch tun könne, gab es keine Antwort. Stefan bat um Hilfe. und daraufhin zeigte sich ein Gebilde in diesem Loch, das aussah wie ein Ball. Er begrüßte den Ball, der ihm mitteilte: »Ich bin ein Teil deines Vaters, ich wünsche mir, zu deinem Vater zurückzugehen.« Stefan sagte dann laut: »Vati, ich gebe dir den Ball in Liebe zurück.« Sofort traten ihm Tränen in die Augen: »Ich sehe meinen Vati als kleinen Buben, er ist so glücklich mit dem Ball.«

Auf die Frage: »Gibt es ein Gefühl in deiner Brust?« antwortete Stefan: »Der Brustkorb ist jetzt mit mir gefüllt, anstelle mit der Härte und Starre meines Vaters. Das ist sehr ungewohnt, daran muss ich mich wohl noch gewöhnen, es ist so neu.« Nun wollte er diese Stelle im Körper begrüßen und sagte: »Mein mit mir gefüllter Brustkorb, ich begrüße dich.« Die Stelle antwortete: »Ich bin deine innere Stärke.«

Er dankte seiner inneren Stärke und sagte dann: »Ich glaube, ich kann diese Stärke alles fragen und werde eine Antwort bekommen.« Die erste Frage lautete: »Soll ich den neuen Job annehmen?« Die Stärke antwortete, so ginge das nicht. Also fragte Stefan, was er für die Stärke tun könne, und sie sagte: »Vertraue in deine Stärke und in deine Urteilskraft.« So sagte er dann laut: »Ich vertraue in meine Urteilskraft.«

Stefans Körper entspannte sich und er nahm eine Stimme wahr, die sagte: »Es gibt keine falschen Entscheidungen, nur stimmige und nicht stimmige. Dazu kannst du ins Spüren gehen. Wenn du etwas im Körper spürst, ist es stimmig, wenn du es im Kopf wahrnimmst, ist es nicht stimmig.« Er fragte die Stimme: »Kann ich das gleich ausprobieren?« Als die Stimme bejahte, bat Stefan mich, laut »Alte Arbeitsstelle – neue Stelle« zu sagen. Ich sagte also laut: »Alte Arbeitsstelle«, er wiederholte es ebenfalls laut und spürte einen Druck im Kopf, sein Hals und seine Schultern spannten sich an. Ich ließ ihn ein paar Mal durchatmen und sagte dann laut: »Neue Stelle.« Das konnte Stefan gar nicht wiederholen, denn ein Lächeln breitete sich auf seinem Gesicht aus, und er sagte, er habe ein Gefühl wie Weihnachten, wenn er den Christbaum sieht. Und dieses Gefühl sei mitten in seiner Brust. Mit den Worten: »Na, dann ist ja alles klar, vielen Dank«, kam Stefan schließlich wieder ins Wachbewusstsein.

Manchmal stecken hinter Entscheidungen alte Muster, die erst aufgelöst werden wollen. Deswegen fällt die Entscheidung so schwer und man kommt auch mit einer Aufstellung aller Vor- und Nachteile der zur Entscheidung stehenden Positionen nicht weiter. Im Fall von Stefan hat ihn die alte Erinnerung an seinen Vater daran gehindert, ins Neue aufzubrechen und seine bekannte Umgebung aufzugeben. Durch das Zurückgeben des Balles gab Stefan gleichzeitig das Harte und die Starre an den Vater zurück. Dadurch wurde er nicht mehr von diesen Gefühlen blockiert und war frei für eine Entscheidung, die für ihn stimmig war.

Spirituelle Ebene

Eine spirituelle Erfahrung

Katharina berichtet: »Ich hatte einen Chakra-Meditationskurs gemacht, weil ich mir etwas Gutes tun wollte. Gleich der erste Termin – Wurzelchakra – hat mich völlig umgehauen. Es sind uralte Bilder und Gefühle hochgekommen: Ich war als sechs Monate altes Baby allein ohne meine Mama im Krankenhaus. Hilflos und verlassen, ohne meine Mama … ganz schrecklich. Am Morgen nach dem Wurzelchakra-Abend saß ich heulend am Frühstückstisch. Seitdem ging es mir psychisch sehr schlecht. Ich war wie retraumatisiert. Ich war depressiv und wusste nicht, was ich tun kann. Ich schleppte mich durch den Tag, die Wochen, die Monate … Am Silvesterabend fehlte nicht viel und ich hätte mich aus einem Fenster unserer Dachgeschosswohnung gestürzt. Vier unendlich lange depressive Monate … Bis ich durch eine Freundin zu einer Emotionalkörper-Therapeutin gefunden habe.«

Die EKT-Begleiterin beschreibt die EKT-Sitzung mit Katharina: »Nach der Einführung, in der Katharina sich entspannen konnte, meldete sich auf die Frage ›Was nimmst du als Erstes in deinem Körper wahr?‹ die Angst in ihrem Brustbereich. Ich forderte sie auf, laut zu sagen: ›Meine Angst, ich spüre dich.‹ Sofort verstärkte sich die Angst und breitete sich in Katharinas Körper aus. ›Meine Angst, ich begrüße dich, danke, dass du dich zeigst.‹ Ein Lächeln huschte über ihr Gesicht. Die Überraschung darüber, der Angst machenden Angst noch mehr Aufmerksamkeit zu schenken, statt sie jetzt anzugreifen oder wegzuschicken, war deutlich erkennbar. Nun bat ich Katharina, mir die Worte nachzusprechen: ›Meine Angst, ich nehme dich in Liebe an.‹ Daraufhin breitete sich in Katharina Panik aus, der ganze Körper war in Aufruhr, sie erlebte Todesängste und glaubte zu sterben. Ich bat sie zu sagen: ›Ich bitte um Hilfe und Unterstützung.‹ Als Begleiterin konnte ich darauf vertrauen, dass Katharinas Selbstheilungskräfte die Lösung finden würden, die in diesem Moment die beste für sie war.

Ihre Atmung beruhigte sich langsam. Katharina fuhr fort zu beschreiben, was sie in ihrem Körper erlebte: ›Ich falle, falle, falle, rückwärts, in die Tiefe, schnell, rasend, es ist furchtbar bedrohlich, es ist stockdunkel, es gibt keinen Halt mehr, ich habe große Angst davor, auf den Boden aufzuschlagen, ich habe Todesangst. Plötzlich gibt es eine Bewegung, und ich drehe mich um, sodass ich vorwärts falle, und damit verringert sich auch meine bedrohliche Geschwindigkeit. Nun schwebe, fliege ich sachte, unter mir sehe ich wunderbar friedvolle Natur, ich spiele mit dem Wind und probiere Links- und Rechtskurven. Plötzlich bemerke ich, dass Gott mir lächelnd zuschaut. Das berührt mich zutiefst. Er liebt mich, er sorgt sich um mich. Er schickt mir seine Engel, die einen Kreis um mich bilden und mit mir fliegen. Ich fühle mich geborgen.‹

Auf meine Frage: ›Wo spürst du das Gefühl der Geborgenheit am meisten, im Kopf oder im Körper?‹, antwortete Katharina: ›Das Gefühl der Geborgenheit ist im Kopf, irgendwie geht es nicht in den Körper.‹ Ich fragte: ›Und wie kann das Gefühl am leichtesten in den Körper hineinkommen?‹ Katharina entgegnete: ›Über den Bauchnabel. Ich lasse Salz der Geborgenheit über meinen Bauchnabel einrieseln, es erwärmt mir den Unterleib. Mein Wurzelchakra nimmt die Energie auf. Nun kippe ich mit einer Schaufel das Salz der Geborgenheit über den Bauchnabel ein und das Wurzelchakra nimmt und saugt die Energie auf. Meine Beine und Füße melden sich, sie sind kalt und unbeteiligt.‹

Ich fragte sie: ›Möchtest du mal deine kalten Beine und Füße begrüßen?‹ Das tat Katharina und fragte nach dem vierten Schritt – Was kann ich für euch tun? – und sagte: ›Meine Füße wollen im warmen Sand, auf einem Sandstrand stehen. Nun fließt Energie von der Erde über meine Füße in Richtung Wurzelchakra. Mein Kopf schaut ein wenig verdutzt zu, er weiß, dass das alles mächtiger ist als er. Die Engel sind wieder da und beschützen mich. Sie sitzen um mich herum und jeder Engel hält eine Hand auf meinen Bauch. Mein Herz ist berührt und froh, dass die Engel gekommen sind. Im Kreise der Engel darf ich schwach sein. Ich spüre die Energie, die ich über die Füße aufnehme. Es ist meine Energie. Energie, ich liebe dich und du gehörst jetzt zu mir! Danke.‹

Katharina schrieb mir nach der EKT-Sitzung: ›Ich bin dir sehr dankbar. Ich bin kein besonders gläubiger Mensch, aber diese EKT-Begleitung war eine spirituelle Erfahrung, die mich sehr glücklich und dankbar macht.‹«

Angst vor Veränderung

Lisa hatte Angst vor Veränderung. Sie fragte ihre Angst vor Veränderung: »Was kann ich für dich tun?« Die Angst antwortete: »Lass ganz los, lass von allem los. Lass auch von allen deinen Überzeugungen los.« Nach anfänglichem Zögern sagte Lisa laut und mutig: »Ich erlaube mir, alle Gedankenmuster in mir loszulassen.«

Nachdem sie diesen Satz, diese Erlaubnis, ausgesprochen hatte, veränderte sich Lisas Energiefeld drastisch, es war, als würde ihr Körper zu einer Batterie werden, die pausenlos Hochfrequenzenergie aussendet. Lisa selbst konnte ihren Körper nicht mehr spüren. Auch Raum und Zeit waren für sie nicht mehr wahrnehmbar, sie war in einer anderen Welt. Sie berichtete uns, sie sei über das Ende unserer Galaxie hinausgeflogen und bewege sich jetzt in anderen Galaxien. Am Ende der Sitzung fühlte sich Lisa wieder in ihrem Körper angekommen und meinte zu uns: »Jetzt fühle ich mich ganz sicher und kann allen Veränderungen in meinem Leben freudig entgegensehen.«

Der Weg zu mir selbst

Eine Klientin berichtet: »Angefangen hat alles in einem EKT-Seminar. Nachdem ich es besucht hatte, habe ich mich auf den Weg gemacht. Auf den Weg hin zu mir, zu meiner inneren philosophischen Künstlerin. Ins Leben. Und auf den Jakobsweg.

Die erste Sitzung mit Susanna öffnete während ihrer liebevollen Begleitung eine Tür in mir, die mindestens 25 Jahre verschlossen gewesen war. Ich ging hindurch und sah mich selbst, mein inneres Kind, meine kleine Kristin, von der ich nicht wusste, dass sie schon immer in meinem Herzen gewohnt hatte. Ich kam in Kontakt mit meinem inneren Kind, ich hörte ihm zu und konnte mit der Unterstützung von Susanna meine Ängste und Widerstände überwinden und mit diesem Kind sprechen. Plötzlich saß die kleine Kristin da und fragte mich, oder, nein, sie hat eher vorwurfsvoll gesagt: ›Wo warst du denn die ganze Zeit?‹

Zunächst sprach ich eher widerwillig mit ihr, aber nach einer Weile ging es leichter.

Während dieser Sitzung machte ich in meinen inneren Bildern noch eine grüne Wohnungstür auf und lief in meine Vergangenheit zurück. Vorbei an karmischen Familientragödien, Schizophrenien, Selbstmorden, Isolation und viel Trauer.

Nach der Behandlung bat mich Susanna, jeden Abend eine Hausaufgabe durchzuführen: ›Gehe für ein paar Minuten in Kontakt mit der kleinen Kristin.‹

Seit ich dies tue, ist die Kleine immer bei mir, vor allem, wenn ich male, kann ich sie in mir fühlen. Außerdem trage ich immer ein Foto von mir als Kind in meiner Brieftasche herum, um mich nicht zu vergessen.

Und dann bin ich im Juli 2007 zum Jakobsweg aufgebrochen. Sechs Wochen gelaufen, 750 Kilometer. Nach sechs Jahren Depression, nachdem ich nicht mehr hatte leben wollen und total hoffnungslos war, wollte ich noch einmal meiner Lebensfreude auf die Spur kommen, sie herausfordern. Zu Fuß und teilweise barfuß lief ich über die spanische Erde, die Hitze verbrannte alte, verbrauchte Zellen in mir und drei Liter Wasser am Tag schwemmten, fluteten meine Negativität aus mir heraus.

Am Ende war ich ein anderer Mensch.

Susanna hat mich gefragt, was die Emotionalkörper-Therapie in meinem Leben bewirkt hat. Nun, durch die EKT kam ich auf die Idee, den Jakobsweg zu gehen. Dort habe ich wieder zu meiner Kraftquelle gefunden.

Der Weg bewirkte einen großen transformativen Prozess in mir. Zehn Jahre Psychotherapie und stationärer Krankenhausaufenthalt haben weniger erreicht als das, was der Jakobsweg mir in sechs Wochen gab. Mutter Maria ist mit ihrer Liebe allgegenwärtig. Sie kam nicht als Erscheinung, sondern in Form von Menschen, die mit mir den Weg gehen wollten, die mir Geschenke brachten und sich in mich verliebten.

Über den Jakobsweg zu schreiben, ist eigentlich unmöglich. Aber wenn es eine Gemeinsamkeit zwischen ihm und der Emotionalkörper-Therapie gibt, so ist es das: Sie haben mir das Leben gerettet.«

Traumdeutung

Es gibt viele Bücher über Traumdeutung und unzählige Interpretationen, was Träume bedeuten könnten. Die Emotionalkörper-Therapie macht es uns möglich, in die Symbolik eines Traumes hineinzugehen und ihn in Begleitung »weiterzuträumen«. Um nur ein Beispiel zu nennen: Frau H. wurde in einem ihrer Träume von einem riesigen Insekt gestochen und erwachte mit Herzklopfen. Dieser Traum ließ sie tagelang nicht los, bis sie schließlich um eine Begleitung bat. Im Zustand der Entspannung erinnerte sie ihren Traum, und nun sah sie auch das Insekt wieder. Sie konnte Kontakt mit ihm aufnehmen: »Insekt, ich liebe dich, was kann ich für dich tun?« Kaum hatte sie diese Worte ausgesprochen, verwandelte sich das Insekt in eine weise Fee, die vollständig von Licht umgeben war. Diese Fee sprach zu ihr und überbrachte ihr für sie wichtige Botschaften.

Die Vereinigung von Kopf und Herz

Eine Klientin berichtet: »Ich ließ mich von einer EKT-Begleiterin ohne ein bestimmtes Thema in meinen Körper hineinbegleiten und schaute einfach, was kam. Während ich still und entspannt lag, scannte ich meinen Körper innerlich ab und beobachtete, ob sich irgendetwas meldete, was ich begrüßen könnte. Ich nahm wahr, dass in meinem Körper ein reges Treiben herrschte: Im Darm gluckerte es, im Magen wurde gearbeitet, das Herz pulsierte, in der Lunge wurde Luft ein und aus bewegt, auch meine Muskeln schliefen nicht, manche waren angespannt, andere bewegten sich leicht, ein stetiger Wechsel von Spannung und Lockerlassen – und das alles geschah von allein. Eigentlich hatte ich nichts damit zu tun, ich empfand mich als eine Beobachterin, die erstaunt auf etwas schaute, was sie so noch nie gesehen hatte. Ja, ich hatte nicht einmal Zutritt zu dieser großartigen Organ-Fabrik und dachte: ›Die brauchen mich ja gar nicht, jedes Organ des Körpers weiß, was es zu tun hat.‹

Die Begleiterin fragte mich: ›Möchtest du einmal deinen Körper begrüßen und ihm danken?‹

Aber da gab es keinen ›Körper‹, den ich ansprechen könnte, keine Hülle um diesen von selbst funktionierenden Organismus. Alles schien nach außen offen zu sein, verbunden mit der Luft und einer Weite, die unendlich erschien.

Nur der Kopf war begrenzt und von der Offenheit des übrigen Körpers ausgeschlossen. Unter der Schädeldecke sah ich einen schwarzen Holzbalken mit der Aufschrift *Anstrengung.* Sofort spürte ich Anspannung in den Hals- und Schultermuskeln und dachte: ›Ja, mein Leben ist oft anstrengend.‹ Nun begrüßte ich den Holzbalken, dankte ihm und nahm ihn in Liebe an. Er hat mir viele Jahre gedient, dafür bekam er meine ganze

Wertschätzung. Im vierten Schritt der Emotionalkörper-Therapie fragte ich ihn: ›Was kann ich für dich tun?‹ und erhielt die Antwort: ›Du kannst ihn einfach hochheben, hinstellen und senkrecht in den Schacht gleiten lassen, der zum Körperorganismus führt. Die wissen schon, was damit zu tun ist.‹ Ein bisschen Angst stieg in mir auf, als ich den Balken in meiner Vorstellung hochhob. Wird nicht das ganze Gehirn in sich zusammenfallen, wenn ich das tue? Ich bat um Hilfe und Unterstützung und dankte dem Balken der Anstrengung noch einmal dafür, dass er mich ein Leben lang begleitet hatte. Dann ließ ich ihn in den Schacht gleiten – und weg war er. Das Gehirn fiel nicht zusammen, aber ich sah, wie sich jetzt die Gedanken neu sortierten. Dann hörte ich: ›Die neue Zeit braucht ein weiches, flexibles Gehirn, dazu muss die harte, knöcherne Schädeldecke auch noch abgehoben werden.‹ Huch – ich ließ es geschehen. Alle Knochen des Schädels verschwanden, und damit auch mein Gesicht. Jetzt war alles so offen wie im übrigen Körper, ich fühlte ein Kribbeln. Dann wusste ich gar nichts mehr.

Die Begleiterin sagte: ›Du hast alle Zeit der Welt.‹ Die brauchte ich auch. Langsam stieg anstelle des Denkens aus der Herzgegend Wissen in mir auf, sodass Kopf und Herz nicht länger getrennt waren, sondern sich zur Weisheit verschmolzen. Ich begrüßte die Weisheit und ging dann mit ihr die vier Schritte der EKT durch. Mir wurde klar, dass es sich nicht nur um Herzensweisheit handelt, sondern um die Vereinigung von Kopf und Herz. Mein gesamtes physisches und emotionales System schient zu einer Einheit zu verschmelzen. Schemenhaft erkannte ich in dem Wort ›Weisheit‹ eine weise Gestalt, die schon immer da gewesen war. Ich hatte sie mit auf die Welt gebracht, und jetzt sah ich sie wie einen Geist aus der Flasche entweichen. Weisheit im Herzchakra sprudelte ins Unendliche, sie war mit dem Kosmos verbunden. Nach dem vierten Schritt – ›Was kann ich für dich tun?‹ – hörte ich innerlich: ›Erinnere dich täglich daran.‹

Als ich das Wort ›Weisheit‹ aussprach, war ich sofort in dieser Ausdehnung. Der Geist aus der Flasche flog über die ganze Welt. Ich hörte: ›Sei still und lass geschehen, was geschehen soll.‹ Ich sagte dreimal: ›Ich lasse geschehen.‹ Meine Hände und Arme wurden noch lockerer, sie ›ruhten von ihrer Arbeit‹. Über mich legte sich ein Schleier, den ich als Segen empfand. Innerlich hörte ich das Wort ›Gnade‹.

Am Tag darauf bin ich mit einer Melodie im Kopf aufgewacht, die ich nie zuvor gehört hatte. Ich habe sie gleich in mein Smartphone gesungen, um sie nicht zu vergessen. Es fühlte sich so an, als wäre ein Damm in mir gebrochen und ich sang und komponierte auch in den Tagen danach. Besonders froh machte mich die Tatsache, dass diese Erfahrung auch große Auswirkungen in meinem Alltagsleben hatte: Alles, was ich im Alltag zu tun und vor der Emotionalkörper-Therapie als anstrengend empfunden hatte, beispielsweise meine Steuerunterlagen zu bearbeiten, gelang mir nun mit Leichtigkeit und in der Hälfte der Zeit, die ich dafür eingeplant hatte.«

Die Suche nach dem Sinn des Lebens

Eine Klientin berichtet: »Ich ging zu einer Emotionalkörper-Therapeutin und bat sie, mich zu dem Thema ›Wie finde ich den Sinn meines Leben?‹ zu begleiten. Bevor ich das Thema laut aussprechen konnte, fühlte ich ein Prickeln von Glücksgefühlen in meinem Oberkörper. Seit zwei Tagen erlebte ich lauter kleine Wunder: Ich hatte einen lange vermissten Schlüssel wiedergefunden, ebenso meine verlorene Brille und ein wichtiges Schriftstück. Was ich erledigen musste, war auf Anhieb gelungen, sodass ich jede Menge Zeit und Energie übrig hatte. Nun begrüßte ich also mein Glücksgefühl und sah mich als Trichter, der unten eine kleine Öffnung hat, meinen ganzen Körper umschloss und an den Schultern endete. Er öffnete sich nach oben und ließ die Sonne hereinscheinen. Am Steißbein entdeckte ich die Leichtigkeit. In dem Trichter, also in meinem ganzen Innenraum, bewegten sich das Glücksgefühl und die Leichtigkeit wie eine Spirale nach oben. In jeder Zelle lösten sie mit ihrer Bewegung alte Verkrustungen, Blockaden und Schmerzen ab. Ich ließ es geschehen. Irgendwie fand ich es in diesem Moment nicht wichtig zu wissen, woher sie stammten. Als ich den Satz ›Glücksgefühle und Leichtigkeit, ich nehme euch in Liebe an‹ nachsprach, erfuhr ich von ihnen: ›Wir sind die Spirale der Liebe, sie reinigt alles in dir.‹

Ich sah Spuren von Gedankenmustern, die wie Wolken umherwirbelten und nach oben aus dem Trichter heraus geleitet wurden. In mir wurde es immer klarer und die Liebesspirale flüsterte: ›Wir schenken dir die Klarheit.‹ Nun wurden auch der Solarplexus, das Becken, der Unterleib miteinbezogen, sodass die Lebenslust sich zeigen konnte. Sie hatte sich in mir verkrümelt. Ich wollte die Lebenslust begrüßen, aber sofort meldete sich der Kopf und sagte: ›Willst du wirklich etwas Verbotenes tun? Das macht mir jetzt Angst.‹ Die Angst war wie eine Klappe, die den Trichter oben verschließen konnte. Sie meinte, sie schütze mich, indem sie zumache, nichts könne dann in mich hinein, aber auch nichts heraus. Im Moment stand sie offen. Die Klappe bestand aus purem Zucker. Da kam die Liebe, sie löste den Zucker einfach auf und die Klappe war verschwunden. Ich fragte: ›Und wenn die Klappe wiederkommt?‹ Da hörte ich in mir: ›Aufgelöst bleibt aufgelöst.‹ Ich ging mit meiner Aufmerksamkeit zurück zur Lebenslust, begrüßte sie, dankte ihr und nahm sie in Liebe an. Sie entfaltete sich und vermischte sich in der Spirale mit der Klarheit und der Liebe. Ich erlebte die drei wie einen Wirbelwind in mir. Die Liebe ließ mich erkennen, dass die Klarheit und die Lebenslust in ihr enthalten sind. Die Klarheit zeigte mir, dass sie ihre volle Wirkung nur mit der Lebenslust und der Liebe zusammen zeigen kann, und die Lebenslust ist erst vollkommen, wenn Liebe und Klarheit anwesend sind. Die drei wurden nach oben ins Herz gewirbelt, das total berührt wird von ihnen. Und weiter ins Halschakra, in die Ohren, die Augen, den Kopf und in alle Gedanken hinein. Auf die Frage

›Kann ich etwas für euch tun?‹ hörte ich die Antwort: ›Pflege uns, bring uns in dein Leben.‹ ›Und wie kann das geschehen?‹ Ich sah, wie ich als kleines Mädchen intuitiv und voller Lebenslust Fußball spielte, sang und flötete, auf Bäume kletterte und all die Dinge tat, die meiner Lebenslust freien Lauf ließen.

Heute würde meine Lebenslust im See weit hinausschwimmen, ausgelassen tanzen und lauthals singen wollen. In meiner Vorstellung tat ich es einfach, musste dabei lachen und traute mich, noch einen Schritt weiterzugehen. Jetzt sah ich, wie ich in meiner Fantasie Geschichten aufschrieb und sie anderen Menschen zum Lesen gab. Schon als Kind habe ich davon geträumt, Schriftstellerin zu werden. Ob jetzt der Zeitpunkt dafür gekommen ist?

Die Klarheit, die Lebenslust und die Liebe fanden in meinem Herzen ihr neues Zuhause. Dort waren sie gut aufgehoben und ließen eine Gewissheit in mir entstehen, dass der Sinn in meinem Leben, nach dem ich so sehr gesucht hatte, schon greifbar nahe war Ich war mitten im Kern der drei Emotionen, in ihnen fühlte ich mich sicher, ich war angekommen. Um mich herum formierten sie sich zu einem Ball, der sich wie von selbst in Bewegung setzte. Er brauchte keine Bremsen. Wenn ich stehen bleiben will, halte ich inne und gehe in die Stille. Meine innere Stabilität bringt mich – wie bei einem Stehaufmännchen – zur Ruhe und zum Stillstand. Und ich weiß nun, dass sich der Sinn meines Lebens aus diesem Zustand heraus ganz von selbst enthüllen wird.«

Der Schritt auf die andere Seite

Eine Teilnehmerin berichtet: »Susanna demonstrierte die Emotionalkörper-Therapie während eines unserer Treffen zu dem Thema ›Alternative Heilkunst‹. Was uns dort gezeigt wurde, beeindruckte mich. Diese Methode schien durch alle Ebenen meines Widerstandes und meiner Abwehr hindurchzugehen.

Im Vorfeld des Seminares war das für mich alles ein bisschen beängstigend gewesen, daher hatte es eine Weile gedauert, bis ich mich entschloss, an einem von Susannas Seminaren teilzunehmen. Selbst an dem Tag des Seminars fühlte ich mich noch unsicher und ängstlich. Doch während des Seminars erlebte ich dann persönlich eine EKT-Sitzung. Susanna sprach mit ihrer ruhigen Stimme eine Einleitung und nach kurzer Zeit war ich sehr entspannt, ein bisschen so wie im wachen Tiefschlaf.

›Was fühlst du?‹ – diese Frage kam aus weiter Ferne. Susanna musste noch hinzufügen: ›Sprechen ist einfach‹, bevor sich bei mir die Worte formten: ›Ich rieche Äther.‹ Überrascht öffnete ich die Augen. Ich sah mich um, nichts hatte sich verändert.

Susanna roch keinen Äther, es war beunruhigend. Der Geruch war sehr deutlich für mich und er machte mir Angst, möglicherweise, weil er mich an meine Mandeloperation als Kind oder an den Geruch meiner Mutter erinnerte, die Narkoseärztin war. ›Hallo, meine Angst, ich spüre dich, willkommen! Danke, dass du da bist. Ich nehme dich in Liebe an. Was kann ich für dich tun?‹

Die Angst sagte: ›Stirb!‹

Ich entgegnete: ›Kommt nicht infrage.‹ Vermutlich war das die falsche Antwort. Susanna bat mich, um höhere Führung und Unterstützung zu bitten. Das tat ich. Meine innere Stimme meldete sich und sagte, ich solle vertrauen und loslassen und mich ganz einlassen.

Der Äthergeruch wurde stärker, mein Herz begann zu hämmern. Das war nicht nur ein Gefühl, es raste tatsächlich. Susanna muss es gefühlt oder gesehen haben, denn sie legte ihre Hand auf mein Herz – Gott sei Dank! –, das hat ein wenig geholfen. Ich fürchtete schon, ich würde jetzt einen Herzinfarkt bekommen.

Ich dachte, ich würde sterben. Ich hörte auf zu atmen. Kein Widerstand, kein Kampf. Als sich mein Verstand meldete und sagte: ›Du atmest nicht‹, hörte ich gleichzeitig den Befehl von Susanna: ›Kristina, atme weiter.‹ Und das tat ich dann auch. Meine Güte!

Mein Verstand sagte: ›Oh, kein Kampf um die Luft – wie merkwürdig.‹ Kurz danach sah ich in meiner inneren Wahrnehmung etwas, das ich als Wasser beschreiben würde. Es war Wasser, welches sich in kleinen Wellen über Glas bewegte. Es war zauberhaft – wie ein Wasserschleier über einer Öffnung. Ich versuchte das Gesehene in Worte zu fassen. Es war einfach nur schön. Susanna fragte: ›Was ist hinter der Öffnung, was ist auf der anderen Seite?‹

Ich antwortete, ich wisse es nicht. Ich hatte Angst, hindurchzugehen oder sogar nur hindurchzusehen. Sie ermutigte mich wieder, um Führung und Unterstützung zu bitten. Das tat ich dann auch. Meine innere Stimme war wieder bei mir und sagte: ›Komm durch.‹ Ich ging durch die Öffnung hindurch. Es war himmlisch. Voller Frieden. Nichts – kein Geräusch, keine Farben, keiner da, Leere. Keine Angst. Gar keine Angst. Ich beschrieb diesen Zustand. Susanna wies mich darauf hin, dass ich nun alle Fragen stellen könne, die ich hätte. Ich wusste, dass ich von hier die richtigen Antworten bekommen würde. Und ich bekam sie.

Für mich war dieses Erlebnis zutiefst erschütternd. Seitdem ist nichts mehr so, wie es vorher war. Meine Ängste sind weniger geworden. Ich entscheide mich für friedlichere Dinge. Ich kann Sorgen und Nöte leichter loslassen. Ich fühle mich weniger wichtig für andere und wichtiger für mich selbst. Ich bin ehrlicher und interessiere mich mehr dafür, zu lernen, wie man wirklich kommuniziert. Ich lerne, besser zuzuhören – mit meinem ganzen Sein. Ich beruhige meinen Verstand, sodass ich meine innere Stimme besser wahrnehmen kann. Ich sorge besser für meinen Körper. Ich lerne zu unterscheiden, was wichtig und weniger wichtig für mich ist und welchen Stellenwert Dinge in meinem Leben haben.«

Sterbebegleitung

Eine EKT-Begleiterin berichtet: »Ernst war 60 Jahre alt, als ich ihn kennenlernte. Seit drei Jahren litt er an Krebs, er ahnte, dass es mit ihm zu Ende ging. Er lebte zurückgezogen in seinem Traumhaus in der Bretagne und bat mich, ihn auf seinem letzten Weg zu begleiten.

Bei meiner Ankunft sah ich einen hageren Mann, der kaum laufen konnte. Er war zu schwach. Trotz Morphium beeinträchtigten ihn seine Schmerzen so sehr, dass er weder sitzen noch liegen konnte, sondern auf einem Sessel hockte. Im Kopf war er völlig klar, sogar zu Scherzen aufgelegt.

Nach unserer ersten Sitzung schlief Ernst sechs Stunden – ein Rekord, denn in letzter Zeit hatte er wegen seiner Schmerzen nie länger als zwei Stunden schlafen können.

Nach der dritten Begleitung nahm Ernst wieder feste Nahrung zu sich, nach der sechsten Sitzung kam er die Treppe zum Garten heruntergelaufen und skizzierte den neuen Anbau seines Hauses. Über Tage hinweg konnten wir die Abstände zwischen den Morphingaben verlängern, sodass er insgesamt weniger Schmerzmittel benötigte.

Während der zwölften Begleitung nahm er Kontakt zu seinem Kopf auf und beschrieb mir, was er dort wahrnahm. In seinem Gehirn sah es ein bisschen wie in einem Raumschiff aus, Computer, Schalter, Kontrollen, Anzeigentafeln und Messgeräte füllten den Raum. Im Zentrum befand sich ein großes rundes Kontrollgerät mit nur einem Zeiger. Ernst wusste, wozu dieses Gerät benutzt wurde: Es zeigte seine Lebenszeit an.

›Der Zeiger steht ziemlich weit gegen Tod‹, sagte Ernst.

›Kannst du den Zeiger bewegen?‹

›Ja, ich kann ihn genau zur Mitte bewegen, der Mitte zwischen Leben und Tod.‹

Ich wollte ihm die Möglichkeit geben, herauszufinden, ob er sich für das Leben oder den Tod entscheiden möchte, und zog mich für drei Tage zurück. Ganz gleich, welche Entscheidung Ernst treffen würde, er würde meine volle Unterstützung bekommen.

Als wir uns nach den drei Tagen wiedersahen, sagte er: ›Ich fürchte, ich habe mich gegen das Leben entschieden.‹

Die sechs bis zu meiner Abreise noch verbliebenen Tage verliefen friedvoll. Seine Schmerzen waren nicht mehr so vordergründig. Unsere Sitzungen waren kurz und leise – er wusste, dass er sterben würde.

Am Abend vor meiner Abreise beschrieb Ernst mir ein Zerreißgefühl in seiner Leber. In der darauf folgenden Nacht hörte er auf zu atmen – einfach so.«

Es geht in der Sterbebegleitung nicht darum, jemanden zu retten oder ein Leben zu verlängern. Es geht darum, den Menschen in Würde sterben zu lassen, bewusst, im Frieden mit sich und der Welt und mit so wenig Schmerzen wie möglich. Die Emotionalkörper-Therapie ist uns dabei eine große Hilfe.

Sorge um den Sohn

Eine Begleiterin berichtet: »Charlotte kam vor Jahren mit einem Tumor in der Brust zu mir. Als sich herausstellte, dass es ein bösartiger Tumor war, entschied sie sich für Chemotherapie und eine begleitende Emotionalkörper-Therapie. Die Therapie schlug an und sie war viele Jahre beschwerdefrei. Dann kam der Tumor zurück, diesmal noch aggressiver. Charlotte durchlief wieder eine Runde Chemotherapie, aber sie sagte, es sei ihr klar, dass sie es diesmal nicht schaffen würde, und so lehnte sie jede weitere medizinische Therapie ab.

Aber sie bat um eine EKT-Begleitung, denn sie sorgte sich um ihren Sohn: ›Mein Sohn ist jetzt 19 Jahre alt. Kein Jugendlicher mehr, aber noch lange kein Mann. Er braucht mich noch. Irgendwie möchte ich noch für ihn da sein.‹

›Wie können wir denn das Gefühl, was du jetzt hast, begrüßen?‹, fragte ich Charlotte. ›Meine Bedenken, meinen Sohn alleine zu lassen‹, lautete ihre Antwort, und mit diesen Worten begrüßte sie dann ihre Bedenken. Sie konnte die Bedenken wahrnehmen, es waren lauter kleine Wichtelchen in ihrem Kopf. Sie dankte ihnen und nahm sie in Liebe an, was die Kleinen sehr freute. Als sie die Wichtel fragte, was sie für sie tun könne, sagten diese: ›Komm mal mit, wir fliegen mit dir zum Mond.‹ Charlotte war erstaunt – was sollte sie denn auf dem Mond? Aber durch die EKT-Begleitungen der Vergangenheit wusste sie, dass das, was in diesen Sitzungen vorkommt, nicht immer mit dem Verstand erklärbar ist. Also flog sie in ihrem inneren Bild zum Mond. Hier zeigten ihr die Wichtel etwas: ›Schau mal, kannst du die Erde sehen?‹

›Ja.‹

›Kannst du deinen Wohnort sehen?‹

Auch das bejahte Charlotte.

›Kannst du deinen Sohn sehen?‹

Ganz aufgeregt kam wieder ein ›Ja‹.

Die Wichtel erklärten ihr: ›Wenn du deinen Körper verlassen hast, wirst du hier landen. Du wirst deinen Sohn immer sehen können und immer eine Verbindung zu ihm haben.‹

Charlottes Gesichtszüge entspannten sich, ihr Atem wurde tiefer. ›Das habe ich nicht gewusst. Ich habe nicht gewusst, dass es irgendetwas nach dem Tod gibt. Ich weiß nicht, ob ich das alles so glauben kann, aber diese Vorstellung hat etwas so ungemein Tröstliches, dass ich das jetzt einfach glaube. Ich werde dieses Bild in meinem Herzen bewahren.‹

Überraschend schnell, eine Woche nach dieser Sitzung, starb Charlotte. Ihr Herz hörte einfach auf zu schlagen. Für alle ging dieser letzte Abschnitt viel zu schnell, auch die Ärzte waren erstaunt, aber Charlotte war im Frieden und hatte einfach jeden Widerstand, jeden Kampf und auch jede Sorge aufgegeben.«

Der Tod meiner Mutter

Es war ein sehr kalter Donnerstag im Januar, als ich mit meiner 93-jährigen Mutter drei Stunden alleine war. Sie lag im Bett, war schon sehr schwach, hatte Alzheimer und es war nicht klar, ob sie mich erkannte. Normalerweise war ihr Mann um sie herum, aber an diesem Tag musste er zum Arzt und wir waren unter uns. Ich hielt ihre Hand und sagte und dachte immerfort: »Ich danke dir, ich liebe dich, kann ich etwas für dich tun?« Manchmal lächelte meine Mutter.

Am nächsten Morgen kam der Physiotherapeut, holte sie aus dem Bett und stellte sie hin – und sie sank tot in seine Arme. Ganz einfach, ohne Kampf, ohne Schmerz.

Einige Tage später begrüßte ich mit Anne in einer Emotionalkörper-Therapie meine Trauer. Als ich sie in Liebe annahm, erschien mir meine Mutter. Auf meine Frage »Was kann ich für dich oder deine Seele tun?«, antwortete sie mir mit diesen Worten: »Der Herrgott hat mir das Leben gegeben, nun hat er es genommen. Aber ich bin nicht tot – nur anders. Weine nicht, mein Kind, denn es ist alles anders, als du denkst. Schöner – weiter – größer – gesünder. Du glaubst es nicht, denn es ist ja nicht zu glauben. Die Sonne ist soooo groß! Wir sind hier alle in der Sonne. Es geht mir gut. Es freut mich, dir diese Worte sagen zu können und zu dürfen. Ich liebe dich sehr.«

In der Nacht nach der EKT-Begleitung hatte ich diesen Traum: Meine Mutter fiel mir tot in die Arme. Ich legte sie auf den Boden und beobachtete, wie sich ihre Hautfarbe von rosa zu grau veränderte. Ich berührte ihre Halsschlagader, sie hatte einen sehr langsamen Puls! Mit dem Gedanken und der Gewissheit »Sie ist nicht tot!« wachte ich auf.

In den darauffolgenden Tagen weinte ich weiter, doch jeden Tag etwas weniger. Mein Herz war immer noch schwer. Anne und ich machten eine EKT zu der Schwere in meinem Herzen. Ich nahm sie in Liebe an, und als ich sie fragte, was ich für sie tun kann, antwortete die Schwere: »Deine Mutter ist jetzt frei! Auch frei für euch drei Geschwister, frei, um die Liebe fließen zu lassen. Versuche Kontakt zum Herzen deiner Mutter zu finden. Dort wirst du finden, was du suchst. Versuche mit deinem Heiligen Herzen den Kontakt zu ihrem Herzen herzustellen.« Ich bat mein Herz und das Universum um Hilfe, und dann entstand in mir ein inneres Bild: Ich sitze in meinem Herzen und von dort führt ein schmaler Waldweg in das Herz meiner Mutter. Je länger ich schaue, desto größer wird ihr Herz. Ich dringe ein wie ein Spermium in ein Ei. Sofort fängt ihr Herz an, sich zu teilen. Ich entstehe noch einmal, werde noch einmal ausgetragen und im Herzen meiner Mutter neu geboren. Auf Annes Frage: »Wenn dahinter eine Emotion wäre, wie würdest du sie nennen?«, spüre ich absolute Geborgenheit. Ich begrüßte sie in meinem Körper und konnte ein strömend warmes, wohliges Gefühl im Herzen wahrnehmen. Ich erlaubte ihm, sich in mir auszubreiten. Das tat mir gut.

In der folgenden Nacht hatte ich noch einmal einen Traum. Ich sah wieder das Herz meiner Mutter, diesmal hatte sie meine beiden Schwestern und mich an der Hand. Hinter ihr standen Oma, Uroma, alle Frauen meiner Sippe, und am Ende stand Maria. Als ich aufwachte, war das Gefühl absoluter Geborgenheit wieder bei mir. Ich war jetzt im Frieden und fühlte mich geborgen. Nun konnte ich meine Mutter vollständig loslassen. Nur das Gefühl der Liebe zu ihr blieb in mir, in meinem Herzen.

Der Tod einer Freundin

Eine Klientin berichtet: »Nach dem Tod einer Freundin war ich wie im Schock und wandte mich deshalb an eine Emotionalkörper-Therapeutin. Diese führte mich in eine tiefe Entspannung, sodass ich mich vertrauensvoll dem Prozess in mir hingeben konnte.

Nach der Einleitung schaute ich durch meinen Körper und sprach aus, was sich zuerst bei mir meldete. Es war ein Grummeln im Bauch, das ich begrüßte und ihm dankte, dass es sich zeigte. Schließlich nahm ich es in Liebe an. Daraufhin stieg eine tiefe Traurigkeit in mir hoch, die ich ebenfalls mit den vier Schritten ansprach. Sie sagte mir: ›Fühle mich, aber bleibe aufrecht.‹ Auf die Frage der Begleiterin: ›Wie kann das geschehen?‹ höre ich in mir: ›Du musst nicht zusammenbrechen und auch sterben wollen. Wenn du aufrecht auf beiden Füßen stehen bleibst, wirst du erkennen, wie sich dein Leben vor dir ausbreitet und von dir erwartet, dass du hineinschreitest.‹

Plötzlich meldete sich ein brennender Schmerz unter der Bauchdecke, der mir zeigte, dass dort etwas verbrennen wollte. Ich ließ es geschehen. Nun erkannte ich, wie sich mein Bauch nach unten hin öffnete und etwas herausließ, das wie ein Neugeborenes von Händen entgegengenommen wurde. Ich begrüßte dieses Neugeborene und hieß es willkommen. Dann kam die Nachgeburt, die Wehen hörten auf und der Bauch wünschte sich am Ende Heilung. Ich bat um Hilfe und Unterstützung und spürte, wie sich Hände auf meinen Bauch legten. Das berührte mich tief in meinem Herzen und ich fühlte Mitgefühl mit mir selbst. Ich erinnerte mich an das Natürlich-Kindliche in mir und hörte die Worte: ›Werde wieder ursprünglich.‹

Die vier Schritte, die ich auch mit dem Ursprünglichen durchführte, halfen mir, es in Liebe annehmen zu können. Als Schutz für das sehr zarte Ursprüngliche legte sich ein purpurner Mantel um mich herum, wie bei einer Königin. Die ganze Zeit empfand ich mich ausschließlich als Beobachterin, nicht als Handelnde, und schaute selbst gespannt zu, was sich da weiterentwickelte. Ich erkannte, dass im Ursprünglichen alles enthalten ist: Lebendigkeit, Glück, Gesundheit, Fröhlichkeit, Liebe, Lebenslust. Es ist alles da! Nichts ist kaputt, nichts ist alt, nichts will sterben!

Je mehr Zeit ich mir lasse, um das Gefühl von Ursprünglichkeit zuzulassen, bis sie mich schließlich ganz ausfüllte, desto weiter rutschte der Mantel von meiner Schulter. Ich brauchte diesen Schutz nun nicht mehr und zeigte mich in meiner ganzen Ursprünglichkeit. Meine Begleiterin fragte: ›Wenn hinter der Ursprünglichkeit eine Emotion wäre, wie würdest du sie nennen?‹

Sofort spürte ich Herzensfreude und begrüßte sie. Sie kribbelte lebendig in meinem Brustbereich. Bei den Worten ›Ich liebe dich‹ strömte sie aus dem Herzen überallhin und ich hörte in mir: ›So, wie es die Bestimmung des Herzens ist, Blut durch den Körper zu pumpen, so ist es auch seine Aufgabe, die Herzensfreude, die es ihm enthält, im Körper zu verteilen.‹ Ich spürte das Strömen bis zum Kopf und in alle Gedanken hinein. Mein Hals meldete sich, meine Stimme wollte sich ausdrücken und nach außen geben, was in mir war. In meiner Vorstellung sang ich in einer Kathedrale mit herrlicher Akustik. Ich war glücklich.

Die Begleiterin sagte: ›Wenn wir jetzt langsam zum Ende kommen, schau noch einmal durch deinen Körper, ob der sich noch etwas wünscht?‹ ›Ja, erinnere dich jeden Tag daran. Mach was Schönes, höre Musik und spüre in allem, was du tust, die Herzensfreude von innen. Es braucht Übung, Wiederholung, bis du gar nicht mehr anders kannst, als alles aus dem Herzen heraus zu tun.‹

Dann verspürte ich noch den Wunsch, die Liebe zu mir einzuladen. Sie machte mich stark und gab mir Sicherheit. Mein Herz pumpte die Liebe durch den ganzen Körper, sodass sie von mir gelebt werden kann. Mit einem Gefühl von Dankbarkeit kam ich zurück ins Wachbewusstsein.«

Alle Ebenen: Die Pianistin

Als besonders wirksam und lebensverändernd hat sich die Emotionalkörper-Therapie erwiesen, wenn sie regelmäßig über einen längeren Zeitraum angewandt wird. Im folgenden Beispiel möchten wir von der stetigen Transformation einer Depression berichten. Dieses Beispiel demonstriert außerdem die Vielfältigkeit der Anwendungsgebiete in der EKT. Die Klientin hatte eine Vielzahl von verschiedenen Problemen auf unterschiedlichen Ebenen, und mithilfe der EKT konnten alle diese Probleme angesprochen und bearbeitet werden.

Frau P. war zum Zeitpunkt der Emotionalkörper-Therapie 37 Jahre alt und eine begnadete Pianistin. Begnadet vielleicht deshalb, weil sie so unbegrenzt in ihrem Können war und von Klassik über Jazz bis zu den Beatles alles auf ihrem Klavier spielen konnte. Sie hatte eine befristete Anstellung bei einem Orchester, lebte allein und hatte die letzten drei Jahre hauptsächlich damit verbracht, zusammen mit einer befreundeten Kollegin eine Oper zu schreiben. Als sie zu mir kam, war sie schwer depressiv, entwickelte keine neuen Ideen mehr und war mit der befreundeten Kollegin hoffnungslos zerstritten. Das gemeinsame Opernprojekt drohte zu platzen. Zudem litt Frau P seit ihrer Kindheit unter einer leichten Lähmung im rechten Bein. Ihre Eltern meinten, es handele sich um den Rest einer Kinderlähmung, die ihr zusehends mehr Schmerzen bereitete. Es gab noch ein weiteres, für mich sehr viel gravierenderes Symptom: Frau P. wachte häufig nachts von Todesängsten geplagt auf. Ich bat Frau P., über unsere Sitzungen Tagebuch zu führen. Bei den folgenden Texten handelt es sich um Auszüge aus diesen Berichten.

Die von mir (Susanna) hinzugefügten Kommentare werden zur Unterscheidung kursiv gesetzt.

Erste Sitzung

Das ist meine Erfahrung der letzten Monate: Ich will ein Projekt aufbauen, aber alles, was ich investiere, wird mir wieder entzogen. Mit meiner linken Seite baue ich auf, auf der rechten Seite fließt alles aus mir heraus, zerstiebt zu Staub. Vielleicht gibt es eine Seite in mir, die mich selbst sabotiert.

Während der ersten Sitzung komme ich in Kontakt mit meinem Widerstand. Er wohnte in meiner rechten Körperhälfte und hat mich beschützt. Widerstand war mein Überlebensmittel als Kind. Der Widerstand, das Suchen nach dem anderen und der anderen, haben es mir ermöglicht, einen eigenen Weg zu gehen. Von klein auf habe ich mich mit den »Feinden« meines Vaters befreundet. Ich habe mich immer zu dem hingezogen gefühlt, das nicht angepasst, sondern widerständig war. Allerdings habe ich dadurch auch nie einen Ort gefunden, an dem ich mich zu Hause fühlte.

Diesem Widerstand konnte gedankt werden für all seine Bemühungen, er konnte dafür geliebt werden und wurde transformiert in eine frei fließende Schwingung.

Nach dem Satz: »Meine Depression, was kann ich für dich tun?«, kamen einige Bitten der Depression. Eine der Bitten lautete: »Du brauchst mehr Licht, mehr Tageslicht, versuche eine hellere Wohnung zu finden.«

Frau P. hatte eine Menge rationale Einwände gegen eine hellere und möglicherweise größere Wohnung, vor allem finanzielle Bedenken. Trotzdem war sie bereit, »sich mal umzuhören«, ob denn irgendwo eine helle Wohnung frei würde.

Zweite Sitzung

Frau P. ist sehr unausgeglichen und hat das Gefühl, dass in ihrem Inneren eine Menge in Bewegung geraten ist.

Ich erzähle Frau Dr. Lübcke von meinen nächtlichen Todesängsten.

Ich komme relativ häufig nachts in einen Bereich von Todesangst, aus dem ich kaum herausfinde. Die Todesangst liegt mir in der Mitte der Brust. Dort befindet sich ein Bereich des Nichtseins, eine Höhlung, ein ausgesparter Raum, ein schwarzes Loch. Vor Jahren hatte ich noch das Empfinden, eine Bombe sei an diesem Ort deponiert.

Frau Dr. Lübcke bittet mich, mich hinzulegen. Sie legt ihre Hand auf die Mitte meines Brustkorbes und ich fühle, wie Wärme den leeren ausgesparten Raum des Herzchakras ausfüllt. Sie bittet mich, Kontakt aufzunehmen mit dem schwarzen Loch und dann zu fragen: »Leerer Ort, was kann ich für dich tun?« Meine inneren Bilder lassen mich erkennen, dass das Loch am Eingang des Herzchakras mit einer offenen Stelle an seinem Ausgang korrespondiert. Ein Kanal verbindet die beiden Öffnungen.

Mir wird bewusst, dass es ein Schusskanal sein muss, und vor meinem inneren Auge tritt ein Kind in Erscheinung, das von einem Soldaten eine Pistole an die Brust gesetzt bekommt. Die Welt explodiert, als der Soldat abdrückt, aber ich fühle es nicht.

Aus unserer Erfahrung mit solchen drastischen und grausamen inneren Bildern können wir sagen, dass diese Bilder nicht »durchlebt« werden müssen, um zu wirken. Sollte der Klient in einen Zustand der Angst oder Aufregung geraten, so helfen Worte wie: »Ich bin bei dir. Du bist in diesem Zimmer auf dieser Liege. Es sind innere Bilder, die du siehst, und vielleicht kannst du dir vorstellen, dass du als Beobachterin das Ganze nur von außen betrachtest.«

Frau Dr. Lübcke bittet mich, den Soldaten zu fragen, was ich für ihn tun könne, und er wünscht sich, dass ihm verziehen wird. Also verzeihe ich ihm und hülle ihn in Licht und Liebe, bis er sich auflöst. Das Kind hülle ich ebenfalls in Licht und Liebe, bis sich das Bild auflöst.

Dritte Sitzung

Es ist erstaunlich, aber seit der letzten Sitzung habe ich nachts keine Todesangst mehr. Mein Schlaf ist zwar noch gestört, ich wache oft zwischen vier und fünf Uhr morgens auf, aber das Erwachen in Panik und absoluter Orientierungslosigkeit hat, zumindest vorläufig, aufgehört. Zusätzlich hilft es mir, der Anweisung von Frau Dr. Lübcke zu folgen, immer wieder mein Vertrauen zu aktivieren. Die Affirmationen »Ich vertraue« oder »Lebensfreude, ich grüße dich« helfen mir in diesen für mich schweren Tagen.

Ich erzähle Frau Dr. Lübcke von meiner Freundin und Kollegin Sophie, mit der ich seit Jahren an einer »Musikerzählung«, wie wir es nannten, einer Oper, arbeiteten. Je näher die Realisierung und Konkretisierung unserer Pläne kam, umso schlimmer wurde der Machtkampf, den wir miteinander austrugen.

Es war kein Gespräch mehr möglich, nur noch Anschuldigungen, kein Gespräch darüber, wie der Terror im Außen auch unsere Herzen erfasst hatte. Im Gegenteil, es gab das Gefühl des Scheiterns, des gewaltsamen Abbruchs einer Freundschaft.

Frau Dr. Lübcke bittet mich, die Augen zu schließen, mich mit einer höheren Macht zu verbinden, meine Freundin offenen Herzens zu begrüßen und sie zu fragen, was ich für sie tun könne.

Natürlich erwarten wir an dieser Stelle eine Antwort der Freundin in Form von Sprache. Aber die Emotionalkörper-Therapie hat uns gelehrt, völlig offen und unvoreingenommen zu sein und alle Antworten zuzulassen.

Als Antwort beginnt mein rechtes Bein zu schmerzen, das Bein, das während meiner Kindheit gelähmt war.

Eine Antwort des Körpers in Form eines Gefühls ist etwas sehr Wahres, Direktes und nichts »Ausgedachtes«. Und obwohl es schmerzhaft für Frau P. ist, freuen wir uns doch, dass ihr Körper mit ihr kommuniziert, sie sozusagen bei der Hand nimmt und sagt: »Hier gehen wir jetzt entlang.«

Innere Bilder führen mich in das Dorf, in dem ich aufgewachsen bin. Ich sehe auf die idyllischen Auen und das Schloss. Ich bin im dritten Lebensjahr. Dann sehe ich das Schlafzimmer meiner Eltern und mein daran anschließendes Schlafzimmer, das ich mir mit meinem Bruder teile. Während ich in meinem Bett liege, legt sich eine riesige dunkle Wolke über mich. Sie dringt in meinen ganzen Körper ein, überschattet jede Zelle meines Körpers. Susanna Lübcke lässt mich fragen, was diese dunkle Wolke bräuchte. Sie will ins Licht. So bitte ich Gott, die Wolke in sein Licht zu führen. Ein Teil der Wolke sucht aber auch einen Weg in die Erde. Und so bitte ich die Erde, die verbliebenen Anteile der Wolke in ihren Schoß aufzunehmen.

Nach der Sitzung erinnert mich Frau Dr. Lübcke an den Teil der Sitzung, in dem ich Sophie nach ihren Wünschen frage und statt einer Antwort Schmerzen im Bein bekomme. Es ist, als hätte Sophie etwas mit meinem Bein zu tun.

Beim Nachdenken erkenne ich das Muster. Sophie ist oft umgeknickt oder sogar gestürzt. Sie war keine wirkliche Stütze, sondern behinderte die Arbeit oft. Gleichzeitig schätzte ich ihre Qualitäten, ihre Großzügigkeit und ihre Begabung. Ich konnte mir nicht vorstellen, die Oper ohne sie zu schreiben. Sie wusste oft nicht, worin ihre Begabungen lagen, was ihr Anteil an der Oper ist. Im übertragenen Sinn entspricht das meinem Verhältnis zu meinem Bein. Wozu ist ein gelähmtes Bein gut? Die Lähmung war Ausdruck meines Widerstandes gegen den erlebten Missbrauch in meiner Kindheit. Es ist schon verrückt, dass ich unbewusst eine Freundin gesucht habe, die mein unbewältigtes Problem mit meiner Lähmung spiegelt.

Als Kind lag ich ein halbes Jahr im Krankenhaus mit dieser Lähmung, anschließend wurde ich als gesund entlassen. Und doch blieb ein Teil der Lähmung bis heute bestehen.

Seit der letzten EKT-Begleitung sind nun vier Tage vergangen. Ich habe ungeheure Nervenschmerzen im rechten Bein, manchmal Krämpfe. Gleichzeitig habe ich das Gefühl, es ist etwas Entscheidendes passiert. Teile meines rechten Beines werden wieder wach, wieder lebendig.

Der erste Erfolg, der sich im Außen zeigt: Ich kann am Ende des Monats eine neue, helle, schöne Wohnung beziehen. Da sich der Wohnungsmarkt entspannt hat, ist sie außerdem noch billiger!

Nun wünsche ich mir nur noch eine feste Arbeitsstelle, damit ich Fuß fassen kann.

Vierte Sitzung

Frau Dr. Lübcke weist mich an, mich vom Schmerz des Beines leiten zu lassen. Während ich liege und die Schmerzen in meinem rechten Bein liebevoll anspreche (was mir nicht leichtfällt), kommen Bilder aus meiner Zeit in einer Jazzband. Besonders das Bild von Jacob, dem Trompeter, erscheint immer wieder. Ich bin überrascht, denn ich hatte schon jahrelang nicht mehr an ihn gedacht. Die Geschichte mit Jacob war eine Geschichte der Überschreitung meiner Grenzen. Unsere Beziehung hatte damals ein ziemlich abruptes Ende gefunden. Eigentlich hatte ich danach nie mehr darüber nachgedacht. Nun frage ich ihn: »Was kann ich für dich tun?« Er möchte Vergebung, Licht und Liebe. Ich hülle ihn darin ein.

Die EKT nimmt mich sehr mit. Ich fühle mich durch die Schwerarbeit, die ich innerlich leiste, erschöpft und nicht leistungsstark. Mein Bein schmerzt immer noch, allerdings gibt es längere schmerzfreie Phasen. Nach der letzten Sitzung spürte ich, wie sich alle meine Rückenwirbel neu ausrichteten. Es war ein überraschender und schmerzhafter Prozess, aber dadurch konnte ich den Rest der Nacht auf dem Rücken liegend schlafen, das war schon jahrelang nicht mehr möglich.

Fünfte Sitzung

Die Schmerzen im Bein sind mehr oder weniger verschwunden. Das rechte Bein fühlt sich von innen her nicht mehr gelähmt an. Das ist wie ein Wunder. Es ist noch etwas schwächer als das linke Bein, aber es fühlt sich nicht mehr wie etwas von mir Getrenntes an.

Nach der Erfahrung der letzten Stunde erinnere ich mich an eine weitere Begegnung, in der meine Grenzen von einem Mann missachtet wurden. Schon bei der Begrüßung – »Martin, ich begrüße dich und danke dir, dass du gekommen bist« – spüre ich Enge in meiner Brust. Nach dem Satz »Enge, ich spüre dich« kann ich die Enge auch in einem inneren Bild wahrnehmen. Ich befinde mich in einem Tunnelsystem. Der Tunnel geht immer weiter geradeaus, ohne dass ein Ende des Tunnels in Sicht wäre. Ich bitte um Führung und Unterstützung. Jemand, ein Engel, mein Schutzengel oder Jesus, legte seine Hand in meine rechte Hand. Einen Körper kann ich allerdings nicht erkennen. Ich spüre die Begleitung in meinem ganzen Körper.

Aber mein Kopf will immer wieder ausweichen, sich auf den langen Weg durch den Tunnel nicht einlassen. Ich gehe trotzdem weiter. Plötzlich beschreibt der Tunnel einen 90-Grad-Winkel nach oben. Er bekommt die Form eines Schlotes und ich stehe am Fuß des Schlotes auf seiner Innenseite. Mit Mühe kann ich eine Steigleiter erkennen, auf der ich den mühsamen Aufstieg in Angriff nehmen kann. Endlich sehe ich das Licht am Ausgang des Tunnels. Schritt für Schritt klettere ich nach oben, auf das Tageslicht zu. Ich befürchte, dass ich am Ende des Schlotes herauskommen und es von dort keinen Abstieg geben könnte. Doch überraschenderweise finde ich mich am Ende des Schlotes auf einer weißen Bergspitze vor. Von dieser Bergspitze aus blicke ich sofort wie gebannt ins Tal und frage mich, wie ich in die Dörfer am Fuße des Berges hinabsteigen könnte. Frau Dr. Lübcke macht mich darauf aufmerksam, dass ich mir doch erst einmal den Berg ansehen und mich hier oben umsehen sollte, bevor ich schon wieder an das Tal und den Abstieg denke. Sie sagt, das Weiß des Berges stehe für Unschuld, Unberührtheit, für Reinheit und Heiligkeit. Viele Religionsführer hätten auf einem Berg ihren Auf trag erhalten. Der weiße Berg symbolisiere den Berg der Weisheit.

Es ist selten, dass ich jemanden in seinen Bildern unterbreche. Hier hatte ich so etwas wie eine Eingebung. Durch einen Tunnel zu kriechen und im Licht wieder herauszukommen, ist wie in einer anderen Dimension anzukommen, in einem anderen Zustand, einem weiteren Horizont.

Ich lasse mich also auf dem Berg nieder. Und dann begegnet mir meine Muse. Ich kann es nicht anders ausdrücken, ein engelsgleiches Wesen, mit einer noch nie gehörten Stimme. So klar, so rein, so aus dem Herzen, dass es mich zu Tränen rührt. Und auch die Melodie habe ich noch nie gehört, werde sie aber nie vergessen. Das war wohl das schönste Geschenk, das ich je erhielt.

Der Weg in die inneren Bilder endet mit einer besonderen Erfahrung: Ich fühle mich wie eine runde Scheibe aus Licht. Alles in mir ist Licht und in mir singt ein Engelschor: »All ihr Völker, lobet den Herrn.«

Sechste Sitzung

Seit Tagen leide ich unter nervösen Magenschmerzen. Ich somatisiere so vor mich hin. Eigentlich geht es mir seelisch besser, aber mein Körper schmerzt. Tagsüber esse ich zu viel und nachts liege ich im Bett und kann nicht schlafen. Mein Magen fühlt sich an wie ein Meer, das alles ausspucken will. Gleichzeitig drückt der Magen gegen seine Wände, es ist kein Vergnügen. Ich schlafe zu wenig, ich fühle mich krank.

Mit Frau Dr. Lübcke möchte ich mir diesen Magen und meine Esssucht ansehen. Ich nehme mit ihrer Unterstützung Kontakt zu meinem Magen auf. Er fühlt sich wie ein Sack in meinem Bauch an, gleichzeitig liegt er da wie ein Embryo. Er ist schwarz, verknotet. »Sack in meinem Bauch, was kann ich für dich tun?«

Vor meinem inneren Auge erscheint der Bettler, der mich vor einigen Tagen nach dem Weg gefragt hat. Den Bettler hatte ich in der U-Bahn getroffen. Es war eine unangenehme Begegnung. Er hatte eine sehr negative Ausstrahlung. Ich wich vor ihm zurück und reagierte konfus auf seine Frage nach dem Weg. Zufällig traf ich diesen Bettler in derselben Woche noch einmal. Er saß auf der Straße und bettelte. Ich machte einen großen Bogen um ihn.

Frau Dr. Lübcke fragt mich, was der Bettler bräuchte. Meine

Antwort: »Er ist sehr bedürftig und vernachlässigt, hungrig nach Liebe, wie ein Fass ohne Boden. Er repräsentiert die vernachlässigte Seite in mir.«

Frau Dr. Lübcke bittet mich, den Bettler in Liebe anzunehmen. Ich schaffe das nicht. Mit Unterstützung von Frau Dr. Lübcke bitte ich Christus um Hilfe. Christus nimmt in meiner Wahrnehmung dem Bettler den Schmerz.

Frau Dr. Lübcke fragt, was Christus von mir nimmt. Mit einem Mal schießen mir Tränen in die Augen. Die Antwort formuliert sich von alleine: Christus nimmt mir meine Einsamkeit; er entfernt meine Einsamkeit aus jeder einzelnen Körperzelle. Meine Einsamkeit ist Teil meiner Person von klein auf. Ich bitte Christus, Licht, Liebe und den Heiligen Geist in die jetzt leeren Zellen strömen zu lassen.

Seit der letzten Sitzung fühle ich mich besser. Auch mein Hunger hat sich einigermaßen gelegt. Ich reagiere allerdings immer noch somatisch. Ich brauche Zeit, all dies zu verarbeiten. Ich liege mit einer Grippe mehr oder weniger im Bett. Ich fühle mich schwach und schwindelig, erlebe es aber als ein Wunder, was in den letzten Wochen in mir und mit mir passiert ist.

Seit Christus meine Einsamkeit wegnahm, haben mich sogar drei Männer angerufen. Das habe ich schon seit Jahren nicht mehr erlebt. Außerhalb meines Arbeitsprozesses habe ich keinen Kontakt zu Männern. Es war keiner dabei, in den ich mich verliebt hätte, aber es ist schon ein großer Fortschritt, dass ich überhaupt mal wieder mit einem Mann ins Gespräch komme.

Siebte Sitzung

Seit der vergangenen Sitzung beschäftigen mich meine »großen Schwestern«. Mir fiel auf, dass ich mir immer ältere Schwestern als Freundinnen gesucht habe. Doch mit allen meinen »großen Schwestern«, mit den echten wie mit den angefreundeten, habe ich zurzeit ein schwieriges bis zerrüttetes Verhältnis. Immer wissen sie alles besser, besonders, was meine Person angeht. Sie überschreiten meine Grenzen von Würde und Integrität.

Wir beginnen die Sitzung und sofort spüre ich Muskelkrämpfe in meinem Rücken. Der Schmerz zieht sich von der rechten Schulter bis in die rechte Hüfte. Auf Nachfrage gibt sich unter diesem Schmerz eine Angst zu erkennen. Frau Dr. Lübcke bittet mich, mit dieser Angst in Kontakt zu treten: »Angst, ich liebe dich.« Gemeinsam bitten wir wieder Gott/Christus/das Heilige um Beistand und Führung.

In die Schulter fließen Regenbogenfarben. Manchmal steht die Farbe Blau im Mittelpunkt, dann wieder das Grün, das Gelb, das Rot. Dann fragmentiert sich die Farbe, das Grau versucht wieder die Oberhand zu gewinnen. Mit der Zeit lässt der Schmerz nach. Aber der Arm wirkt wie gelähmt.

Plötzlich finde ich mich wieder in meiner eigenen Geburtsgeschichte. Ich stecke mit meinem diagonalen Körper noch im Geburtskanal meiner Mutter. Mein rechter Arm hakt fest. Meine Geburt verläuft schwierig, weil ich mit dem Gesicht zuerst auf die Welt komme. Gemeinsam mit dem Gesicht will sich der rechte Arm aus dem Geburtskanal befreien. Ich verletze meine Mutter.

Frau Dr. Lübcke fragt, warum ich mit dem Gesicht zuerst auf die Welt kommen will. Meine Antwort ist, ich will sehen und begreifen. Ich spüre, dass ich noch heute zur Hälfte im Geburtskanal meiner Mutter festsitze, weil mich Schuldgefühle plagen. Meine Mutter hat mir immer vermittelt, was ich ihr schon während der Geburt angetan habe. Ich glaube, diese Schuldgefühle haben mein Verhältnis zu Frauen geprägt. Ich übernehme immer die Verantwortung für »ältere Schwestern«. Ich habe fast ausschließlich Freundinnen, die zu Hause in der Geschwisterfolge die Ältesten waren. Ich gebe diesen Schwestern alles, was ich habe: Ich teile meine Kreativität mit ihnen, mein Wissen, meine Erkenntnisse. In der Regel vermitteln sie mir, dass sie schon alles selbst wissen. Sie eignen sich meine Themen und meine Geschichten an und glauben, es seien ihre eigenen. Meine ältere

Schwester beispielsweise nimmt mir oft meine Lebensenergie und gibt mir dafür ihre Depressionen. Ich beschenke sie ideell, sie beschenkt mich materiell. So verläuft das Muster.

In der Sitzung mit Frau Dr. Lübcke wird mein Arm frei, als ich merke, ich brauche das Muster nicht mehr zu leben. Allerdings muss ich erst noch den Geburtsprozess beenden. Mein rechter Arm hat das Bedürfnis, sich aus dem Geburtskanal hinauszubewegen. Ich befreie meinen ganzen Körper aus dem Geburtskanal meiner Mutter. Nachdem ich mich herausgeschält habe, verspüre ich den Wunsch, mich umzudrehen und die Wunde meiner Mutter zu heilen.

Ich lasse die heilende Energie Gottes durch meine Hände fließen. Ihre Wunde heilt. Ich selbst stehe jetzt auf meinen eigenen Füßen. Noch verspüre ich leichte Schmerzen in meiner Schulter, aber insgesamt kommt mehr Bewegung in meine rechte Seite.

Zwei Wochen nach dieser Sitzung bekam die beste Freundin von Frau P. ein Baby und Frau P. durfte bei der Geburt anwesend sein, da sie die Patentante werden sollte. Sie sagt, dass sie nach dieser Geburt das Gefühl hatte, wiedergeboren zu sein.

Ihre Depression ist fast ganz verschwunden, das Komponieren geht wieder, und das Orchester, bei dem sie nur einen befristeten Vertrag hatte, hat diesen Vertrag um ein weiteres Jahr verlängert, sodass sie vorerst keine finanziellen Probleme mehr hat.

Mit Sophie, ihrer Freundin und Kollegin, konnte ein Treffen mit einer Mediatorin vereinbart werden. Zwar zu den Bedingungen von Sophie, aber immerhin. Bei diesem Treffen war eine Aussöhnung nicht möglich, aber Sophie erklärte sich bereit, aus der gemeinsamen Jazzgruppe auszutreten, und sie gab Frau P. den Segen für die Oper und zog sich aus dem Projekt ganz zurück, sodass sie jetzt aus dem Leben von Frau P. verschwunden ist und keine Bedrohung und keine Blockade mehr darstellt. Für Frau P. bedeutet dies zwar eine Trennung, aber auch eine Befreiung, und sie traut sich jetzt auch zu, die Oper alleine zu beenden. An dieser Stelle haben wir die Therapie beendet, da Frau P. wieder auf eigenen Füßen steht und festen Boden unter sich hat.

Ein ganzes Jahr ist seitdem vergangen. Die Veränderungen im Leben von Frau P. gingen weiter. Ihr wurde eine Festanstellung in Süddeutschland angeboten, die sie annahm. Sie lebt jetzt in einer Kleinstadt in einem kleinen Haus und geht ihrer zweiten Passion, dem Garten, nach. Von Einsamkeit und Depression gibt es keine Spur mehr.

Emotionalkörper-Therapie im Alltag

Sind wir mit der EKT vertraut, können wir sie auch in alltäglichen Situationen anwenden. Es bedarf hier nicht unbedingt der Führung durch eine erfahrene Begleiterin, sondern es reicht aus, dem Gefühl, der Emotion oder auch dem Schmerz die volle Aufmerksamkeit zu schenken. Das Prinzip der EKT ermöglicht so häufig auf schnelle und überraschend einfache Art und Weise, Humor und Lebensfreude auch in Situationen zu finden, wo wir sie überhaupt nicht vermutet hätten. Hier ein paar interessante Beispiele dazu.

Die Bügelwäsche

Oft geschieht es, dass wir in der EKT-Sitzung ein Problem transformieren und sich infolgedessen auch die tatsächliche Wirklichkeit des Klienten umgehend ändert. Das folgende überraschende Beispiel mag dies veranschaulichen:

In einem unserer Seminare gab es eine etwas vorlaute Teilnehmerin, die gerne Aufmerksamkeit auf sich zog. Gerade hatten wir die vielen Anwendungsmöglichkeiten der Emotionalkörper-Therapie vorgestellt und fragten in die Runde: »Haben Sie Fragen?«, als diese Teilnehmerin wissen wollte: »Hilft die EKT auch bei der Wäsche? Ich hasse Bügeln!« Lautes Gelächter war die Folge. Wir fragten sie, ob sie jetzt und gleich mit einer Begleitung vor allen anderen Teilnehmern einverstanden sei, und sie bejahte. Nach der Einleitung baten wir sie, uns alles über die Situation beim Bügeln zu berichten, in welchem Raum sie sich aufhalte, ob sie Musik höre, ob es sehr viel Wäsche sei und wie viel Zeit sie sich für die Arbeit nähme. Sie berichtete von ihrem Bügelzimmer und ihre Stimme wurde immer zarter, je länger sie sprach. Zum Schluss sagte sie: »Ich muss immer alle Hemden für meinen Mann bügeln, er verbraucht mehrere Hemden am Tag. Er ist nie zu Hause, wir verbringen nie Zeit miteinander. Ich verbringe mehr Zeit mit seinen Hemden als mit ihm. Ich konnte Bügeln noch nie leiden, aber jetzt hasse ich es geradezu, und ich merke, dass ich auch Hass auf meinen Mann habe.« »Mein Hass, ich spüre dich.«

Die Begleitung nahm ihren Lauf, unter viel Widerstand und Tränen. Gegen Ende der Sitzung war die Teilnehmerin in der Lage, den folgenden Satz zu wiederholen: »Mein Mann, ich liebe dich.«

Bei unserem nächsten Treffen berichtete sie uns strahlend: »Als ich am Dienstag nach unserer Sitzung nach Hause kam, stand mein Mann vor der Waschmaschine. Er hatte alle seine Hemden gewaschen und war dabei, sie aufzuhängen. Und dann sagte er, und ihr werdet es kaum glauben: ›Weißt du, diese Hemdenbügelei ist doch viel zu viel für dich. Auf dem Weg zur Arbeit ist eine Wäscherei, die machen das schnell und gründlich. Meine Kollegen geben ihre Hemden auch dahin, das kann ich doch mit erledigen.‹«

Meine Ungeduld

Ich, Anne, stehe am Postschalter in einer langen Schlange und rechne mir aus, dass ich hier mindestens 30 Minuten zu warten habe, bis ich an der Reihe bin. »Meine Ungeduld, ich begrüße dich.« Ein Gefühl von Traurigkeit steigt in mir auf, Traurigkeit darüber, mich immer gehetzt zu fühlen, keine Zeit zu haben. »Danke, Traurigkeit, dass du dich zeigst. Was kann ich denn für dich tun?« »Halte inne und nimm die Gelegenheit wahr, die Zeit, die dir durch das Warten geschenkt wird, auszukosten. Schau, wer vor und wer hinter dir steht.« Ich beobachte ein nicht mehr ganz junges Pärchen, wie es sich küsst und zärtliche Gesten austauscht, immer und immer wieder, denn sie haben viel Zeit. Ich beginne zu lächeln, mir wird warm ums Herz. Die Zeit verfliegt wie im Flug. Ich sage: »Danke für die geschenkten Glücksmomente.«

Kleine Verletzung

Heike setzt die Emotionalkörper-Therapie gern bei kleinen Verletzungen ein, die immer so grässlich wehtun, bei denen »man auf der Stelle losheulen könnte« und sofort Wut auf den vermeintlichen Verursacher dieser Situation bekommt: »Hat die Göre den Hocker wieder im Flur stehen lassen und ich muss mir den Zeh daran stoßen.« Heike greift zur EKT: »Mein Schmerz, ich spüre dich.« Sofort ist die Spannung weg, sie fängt an zu kichern und sagt, die Ausstrahlung des Schmerzes sei sofort unterbunden. Heike drückt es so aus: »Der Schmerz hat dich nicht mehr vollständig im Griff, sondern bleibt örtlich beschränkt. Ich komme schneller in einen schmerzfreien Zustand. Der Ärger über meine eigene Tollpatschigkeit ist verraucht. Die Schuldzuweisung ist auch weg.« Die Emotionalkörper-Therapie entlastet also den Organismus und die Beziehung zu anderen.

Am Telefon

Mein – Annes – Telefon klingelte und meine Freundin Dagmar, die sich auf Dienstreise befand, meldete sich zitternd von der Autobahn: »Ich kann nicht mehr weiterfahren, bin bis in meine Grundfesten erschüttert. Gerade hat mein Sohn mich angerufen und erzählt, dass er mit Oma beim Jugendamt gewesen sei, damit das Amt ihn dabei unterstütze, in Berlin zu bleiben, obwohl ich doch wegziehe. Ich bin sprachlos, wie meine eigene Mutter mir so in den Rücken fallen kann.« Sie schluchzte verzweifelt, und mir kam ein Gedanke, den ich ihr sofort mitteilte: »Magst du mal laut sagen: ›Hallo, mein Problem, ich begrüße dich; – danke, dass du dich zeigst; – ich nehme dich in Liebe an; und zuletzt: – was kann ich für dich tun?‹« Nach der Antwort: »Entspanne dich und hab Vertrauen, dass es für dieses Problem eine Lösung geben wird«, mussten wir beide lachen über diese entwaffnende Einfachheit. Die ganze Sitzung hatte nur 12 Minuten gedauert, nach der sich Dagmar sichtlich entspannter fühlte. Mit der neuen Sichtweise auf ihr Problem fand sie ihre alte Ruhe wieder und konnte weiter nach Berlin fahren.

Akut-Situation

»Gestern war ein schöner Tag, ich war mit den Kindern auf dem Spielplatz, die Sonne schien, alles paletti. Dann aber wachte ich heute Morgen mit einem Hexenschuss auf, der zum Heulen war. Na ja, ist eigentlich nicht richtig, es war mehr zum Schreien, so furchtbar war der Schmerz. Ich konnte mich einfach gar nicht mehr bewegen, lag mehr oder weniger hilflos im Bett. Und dann gesellte sich noch eine leichte Panik dazu. Was sollte oder konnte ich denn tun? Glücklicherweise fiel mir dann das Wochenende ein, an dem ich die EKT kennengelernt hatte. Von Akutsituationen war da zwar nicht die Rede, aber ich musste es einfach probieren. Also konzentrierte ich mich auf meinen Atem und bat um Hilfe.

Schon da merkte ich, wie ich ein ganz klein wenig ruhiger wurde. Dann sprach ich den Schmerz an und ging mit ihm die EKT-Schritte durch. Als ich ihm sagte: ›Ich nehme dich in Liebe an‹, war die Panik weg und der Schmerz so weit gelindert, dass ich aufstehen (na ja, auf allen vieren kriechen, aber immerhin) und mir telefonisch Hilfe holen konnte.«

Beim Kaffeetrinken

Johanna und Silvia trafen sich zum Kaffee. Silvia begann von ihrem Problem, dem Ärger mit ihrer Schwester, zu erzählen. Sie steigerte sich in ihren Ärger hinein, und Johanna wollte schon gar nicht mehr hinhören. Um dem Gespräch eine Wende zu geben, bat sie Silvia, den Satz zu sagen: »Mein Ärger, ich spüre dich.« Nach der ersten Verwunderung tat Silvia das auch und kam dabei in Kontakt mit ihrer Wut im Bauch. Ihre Aufmerksamkeit verlagerte sich von der bösen Schwester auf ihre eigene Befindlichkeit. Nachdem sich die Wut in ihr ausgetobt hatte, musste sie herzlich lachen. Die Situation, die vorher problemorientiert gewesen war, hatte sich aufgelöst, das Grundgefühl »Problem« war in ein lösungsorientiertes Gefühl verwandelt worden.

Nun konnten beide gemeinsam entspannt den Kaffee genießen.

Die Emotionalkörper-Therapie mit Kindern und Jugendlichen

Kinder machen in ihrem Leben immer wieder Erfahrungen, die sie herausfordern und die sie manchmal nicht alleine verarbeiten können. Das können körperliche Schmerzen oder seelische Verletzungen sein, aber auch schwierige Situationen, in denen etwas völlig aus dem Ruder zu laufen scheint und sich große Probleme in Körper, Geist und Seele aufbauen.

So ein Zustand kann sich einem Kind wie ein harter Stein auf die Brust legen. In einem solchen Fall ist eine EKT-Begleitung eine wunderbare Möglichkeit, es von dieser Last zu befreien und seine Selbstheilungskräfte zu stärken.

Viele Konflikte, die Eltern, Erzieher und Lehrer mit Kindern haben, müssten eigentlich keine sein. Ein Kind ist noch nah an seinen Emotionen und kann sie meist schneller fühlen und ausdrücken als ein Erwachsener. Vielleicht zeigt es Schwierigkeiten im richtigen Umgang mit ihnen, doch mit einem EKT-Begleiter an seiner Seite findet es einen Weg, auch widersprüchliche Gefühle anzunehmen und für sich – und damit auch für das Umfeld – die beste Lösung zu finden.

Zusätzlich zu den bereits vorgestellten Einsatzbereichen der EKT bei Erwachsenen gibt es bei Kindern noch andere Situationen, in denen die EKT-Begleitung eine gute Möglichkeit ist, um ihnen zu helfen.

Wir wenden die EKT bei Kindern an:

- um Lösungen für Probleme körperlicher und seelischer Art zu finden
- um eine Entscheidung treffen zu können
- um Gefühle bewusst wahrzunehmen und mit ihnen umgehen zu lernen
- bei Wutanfällen, Aggressionen und Verhaltensauffälligkeiten
- bei Angst und Panikattacken
- nach einem Trauma, Unfall und anderen seelischen Erlebnissen
- bei Trauer und innerem Rückzug
- bei der Diagnose ADHS
- bei Konzentrationsschwäche
- um Freunde zu gewinnen
- um sich zu entspannen
- um sich besser kennenzulernen, aus reiner Neugier heraus
- um leichter, freier, gesünder und glücklicher durchs Leben zu gehen
- als Ergänzung bei Stress, Schlafstörungen, innerer Unruhe
- als Ergänzung bei akuten Krankheiten wie Verletzungen, Knochenbrüchen, Fieber
- als Ergänzung bei chronischen Krankheiten wie Asthma, Neurodermitis, Heuschnupfen, Krebs
- als Ergänzung bei Suchterkrankungen
- als Ergänzung vor und nach einer Operation und ergänzend zu ärztlichen Therapien
- als Ergänzung von Ergo-, Physiotherapie und Logopädie

Haben Sie sich entschlossen, ein Kind mit einer EKT zu begleiten, dann wird sie im Großen und Ganzen so durchgeführt, wie im Kapitel »Vorgehensweise der Emotionalkörper-Therapie« erläutert. Doch gibt es bei Kindern einige Besonderheiten und Ausnahmen, die wir Ihnen ans Herz legen möchten. Ein kleineres Kind holen Sie am besten da ab, wo es sich gerade befindet: im Aua am Knie, in der Traurigkeit über den Tod des Hamsters oder in der Angst vor Spinnen. Die Reihenfolge der Vorgehensweise ist bei Kindern nicht festgelegt, folgen Sie einfach Ihrer Intuition und vertrauen Sie darauf, dass Sie nichts falsch machen können. Einem größeren Kind wollen Sie die EKT sicher vor Beginn erklären, dabei mögen Ihnen unsere Erfahrungen helfen. Da die folgenden Kapitel sich direkt an Kinder wenden und an ihre Denk- und Erfahrungswelt anknüpfen, haben wir sie in direkter Ansprache an sie verfasst.

Die Emotionalkörper-Therapie einem Kind erklärt

Stell dir vor, eine gute Fee kommt zu dir und fragt dich: »Gibt es etwas in deinem Leben, von dem du dir wünschst, dass es schöner, angenehmer oder leichter wird? Tut dir etwas weh, bist du krank und willst gesund werden? Möchtest du ein besseres Verhältnis zu deinen Eltern, Geschwistern, Klassenkameraden oder Lehrern bekommen? Würde dir dazu etwas einfallen? Tatsächlich gibt es eine Art Fee in dir selbst – deine innere Stimme. Sie weiß viel mehr, als du vielleicht für möglich hältst, und kann dir bei der Lösung deiner Probleme helfen. In der Emotionalkörper-Therapie gibt es vier Schritte, mit denen du dir jede Krankheit und alle Fragen, die dich beschäftigen, näher beleuchten und Wege finden kannst, dich mit dir selbst und dem Leben wohler zu fühlen.«

Und so geht's

Du hast dich entschieden, eine EKT mit einer Begleiterin oder einem Begleiter zu machen. Dafür suchst du dir einen Platz, an dem du dich wohlfühlen und entspannen kannst. Dann lenkst du deine Aufmerksamkeit in deinen Körper hinein und spürst nach, was du dort wahrnimmst. Das kann ein Drücken im Bauch, ein Kratzen im Hals oder ein Kribbeln am Fuß sein. Das, was sich am stärksten bei dir meldet, sagst du deiner Begleiterin, beispielsweise: »Mein Kopf brummt und fühlt sich irgendwie wie Wackelpudding an.« Die Begleiterin wird dich fragen, wie du den Kopf ansprechen möchtest, dann findest du eine möglichst genaue Formulierung. Im Anschluss daran sprichst du der Begleiterin die vier Schritte der EKT nach:

- »Hallo, mein brummender wackeliger Kopf, ich begrüße dich.«
- »Mein brummender wackeliger Kopf, danke, dass du dich zeigst.«
- »Mein brummender wackeliger Kopf, ich nehme dich in Liebe an.«
- »Mein brummender wackeliger Kopf, kann ich etwas für dich tun?«

Es kann sein, dass das Brummen leiser oder lauter wird, es kann sein, dass du Bilder siehst oder sich Gefühle zeigen. Viele Kinder sehen Farben, Muster oder Formen. Manche erleben ganze Geschichten und erzählen von Tieren, Zwergen, Engeln oder anderen Figuren. Vielleicht siehst du vor dir eine Höhle und traust dich, hineinzukriechen, um dort Spannendes zu erleben. Oder vor dir taucht eine Mauer auf und du möchtest wissen, was es dahinter zu entdecken gibt. Dann wird dich die Begleiterin fragen: »Möchtest du jetzt in deiner Vorstellung schauen, was hinter der Mauer ist?« Du wirst feststellen, dass sich direkt in dir etwas verändert und neue Bilder und Gefühle auftauchen. Die Antworten deiner inneren Stimme können ganz klar und gleichzeitig für den Verstand sehr ungewöhnlich und überraschend sein.

Bei jedem neuen Gefühl gehst du die vier Schritte wieder von vorne durch, so lange, bis du rundherum zufrieden bist. Jedes Bild, jedes Gefühl, das du ansprichst, freut sich, wenn du es beachtest, und das ist schon der erste Schritt zur Veränderung.

Die Begleiterin an deiner Seite

Während du deinen Körper von innen wahrnimmst, ist die Begleiterin die ganze Zeit bei dir. Ihre Aufgabe besteht darin, an deiner Seite zu sein und dich durch das Vorsprechen der vier Schritte so zu unterstützen, dass du dich auf deiner Reise in deinen Körper sicher fühlst. Sonst ist sie meistens still und vertraut darauf, dass du tief innen spürst, was gut für dich ist. Das merkst du daran, wenn es sich für dich »richtig« anfühlt.

Vielleicht stellt dir die Begleiterin eine Frage, aber sie wird dir nicht sagen, was du tun sollst, auch dann nicht, wenn dir zuerst nichts einfällt. Für den Fall, dass du nicht weiterweißt, kannst du laut um Hilfe und Unterstützung bitten. Damit öffnest du dich ganz neuen Antworten in deinem Inneren. In jedem Fall bist du selbst der Bestimmer – alles entsteht von ganz allein in dir, die Begleiterin folgt dir.

Du darfst auch bestimmen, wann du aufhörst, wenn es dir für heute reicht. Meistens ist das der Moment, wo du dich stärker, mutiger, fröhlicher oder leichter fühlst und du neue Ideen für die Gestaltung deines Lebens bekommen hast.

Anhand des folgenden Beispiels können sich Kinder die Wirkung der Emotionalkörper-Therapie vielleicht besser vorstellen: Sarah hatte vor Kurzem schwimmen gelernt und wollte nun das Abzeichen schaffen. Um das zu erreichen, gehörte auch der

Sprung vom Einmeterbrett dazu. Und nun tauchte ein Problem auf: Sarah konnte nicht herunterspringen. Sobald sie auf dem Brett stand, kroch Angst in ihr hoch. Es war ihr nicht einmal möglich, vom Rand aus in das Becken zu springen. Die guten Ratschläge des Schwimmlehrers und ihrer Freundinnen halfen ihr auch nicht weiter. Im Gegenteil, die Angst wurde immer quälender und verfolgte sie bis in ihre Träume hinein. Doch bevor sie das Vorhaben aufgeben konnte, kam ihre Tante mit dem Vorschlag zu ihr, es doch einmal mit einer EKT zu versuchen. Sarah stimmte zu, denn sie hatte Vertrauen zu ihrer Tante. Sie entspannte sich, indem sie tief in ihren Körper hinein atmete und ihren Körper von innen her spürte. Nacheinander sprach sie nun die vier Schritte nach. Nachdem sie der Angst gedankt hatte, erkannte sie, dass die Angst sie eigentlich nur vor Ungeheuern im Wasser warnen und schützen wollte. Als Sarah die Angst in Liebe annahm, wurde diese ganz weich und schmolz zu einem kleinen goldenen Klumpen, den sie in ihr Herz hineinnehmen konnte. Mit dieser kleinen Angst traute sich Sarah in ihrer Vorstellung sogar tief hinab zu tauchen. Das Wasser war klar und sie erblickte einen kleinen Delfin, der sich offensichtlich richtig wohlfühlte und die tollsten Kunststücke vollbrachte. Sie begrüßte den Delfin, dankte ihm, nahm ihn in Liebe an und fragte ihn, was sie für ihn tun könne. Er antwortete: »Stell dir vor, dass du fliegst, wenn du vom Beckenrand springst. Du denkst nicht weiter darüber nach, sondern fliegst in deiner Fantasie und freust dich über die Gefühle, die damit verbunden sind.« Und so kam es, dass Sarah beim nächsten Versuch vom Beckenrand zu springen, nur daran dachte, zu dem kleinen Delfin zu fliegen. Anschließend erzählte sie, dass sie sich dabei leicht und glücklich fühlte. Es dauerte nicht lange, da sprang sie auch vom Einmeterbrett, vom Dreimeterbrett und einige Jahre später sogar als Turmspringerin vom Zehnmeterbrett.

In der EKT gibt es nur richtige Gefühle

Vielleicht gehst du davon aus, dass ein Gefühl, das sich schlecht anfühlt, auch schlecht ist. Und vielleicht hast du auch mitunter schon Sätze gehört wie: »Du brauchst doch keine Angst zu haben«, »Stell dich nicht so an« oder »Hör endlich auf zu heulen!« Dann möchtest du am liebsten all die unangenehmen Gefühle einfach loswerden? Aber die Gefühle sind schon da und lassen sich nicht verstecken oder wegdrücken. Auch traurige Erlebnisse und all die Stolpersteine deines Lebens haben eine wichtige Aufgabe, manchmal retten sie dir sogar das Leben: die Angst, der Ärger, die Trauer, der Schmerz und das Gefühl, verlassen zu werden.

Deswegen sagst du in der EKT: »Hallo, meine Wut, hallo, meine Angst, ich spüre dich.« Dann bedankst du dich bei diesem Gefühl, nimmst es in Liebe an und hörst ihm zu – und diese Schritte sind die Zauberformel, damit die Gefühle sich verwandeln können. Wenn du sie ans Tageslicht geholt hast, wirst du spüren, dass beispielsweise hinter deiner Wut eine große Kraft steckt, die du jetzt anders einsetzen kannst, ohne dass jemand verletzt wird. Vielleicht verwandelt deine Angst sich in ein Tier, das dich schützt.

Kennst du die Geschichte *Pu der Bär?* Der kleine Bär akzeptiert jedes Mitglied der Waldgemeinschaft, so wie es ist: Das ängstliche Ferkel, den leicht depressiven Esel I-Aah oder den ungestümen Tiger – sie alle sind seine Freunde. Mit seinem großen Herzen, seiner Tollpatschigkeit und seinem unersättlichen Appetit auf Honig kann er alles annehmen und liebhaben, was ihm begegnet – auch sich selbst.

Eine Emotionalkörper-Therapie ohne Begleiterin, nur mit dir selbst

Wenn du einmal erfahren hast, wie sanft und dennoch wirksam die EKT eine Verwandlung in dir in Gang setzen kann, dann möchtest du sie vielleicht auch einmal alleine ausprobieren. Dazu musst du einfach nur die vier Schritte durchführen. Welches Bild, welches Gefühl auch immer in dir hochkommt, du begrüßt es, dankst ihm, nimmst es in Liebe an und fragst am Ende: »Kann ich etwas für dich tun?« Und egal, was dein Gefühl sich von dir wünscht, du gibst ihm in deiner Vorstellung genau das. Denn alles, was du in deiner Fantasie durchlebst, hat eine ähnliche Wirkung, als würdest du es in der Wirklichkeit durchleben.

Am besten, du sagst zu dir selbst:

- »Ich lasse es geschehen und brauche nichts zu erzwingen.«
- »Ich kann innerlich jederzeit um Hilfe bitten und bekomme jede Unterstützung, um die ich bitte.«
- »Ich kann mich mit dem zufriedengeben, was sich jetzt gezeigt hat und kann an einem anderen Tag weitermachen.«

Vorgehensweise einer Emotionalkörper-Therapie mit Kindern

Nachdem Sie dem Kind erläutert haben, worum es in der EKT grundsätzlich geht, können Sie mit der Durchführung beginnen. Den genauen Ablauf der einzelnen Bestandteile möchten wir Ihnen gerne in den folgenden Kapiteln erläutern.

Vorgespräch

Ein *kleines Kind* (etwa zwei bis sechs Jahre alt) braucht normalerweise keine Vorbereitung für eine EKT. In den meisten Fällen beginnen Sie in dem Moment, wo das Problem auftaucht, spontan mit der Begrüßung des Schmerzes, der Angst oder der Traurigkeit, je nachdem, welche Gemütsregung sich vordergründig zeigt. Benutzen Sie dafür altersentsprechende Formulierungen, beispielsweise »Hallo, mein Aua am Kopf, ich begrüße dich«, statt »Mein Schmerz, ich begrüße dich.« Eine andere Möglichkeit wäre: »Es gibt ein Zauberwort und das heißt ›Danke‹. Sprich mir bitte nach: ›Mein Aua, ich danke dir.‹«

Sie dürfen auch gerne im Dialekt sprechen, wenn das für das Kind besser passt. Je natürlicher und spontaner Sie die EKT in den Alltag des Kindes einbauen, desto leichter wird sich das Kind darauf einlassen können.

Auch bei einem *Schulkind* ist es selten notwendig, ein langes Vorgespräch zu führen. Hier geht es vor allem darum zu erfahren, ob das Kind oder der Jugendliche ein bestimmtes Problem lösen möchte oder einfach schauen will, was kommt. Manchmal ist es hilfreich, am Anfang eine Frage zu stellen, um die Bereitschaft des Kindes zum Zuhören und Sich-Einlassen zu erhalten, beispielsweise: »Ich kenne ein Mittel, das bei mir ganz toll wirkt, wenn ich große Angst habe. Möchtest du wissen, was das ist?« Oder: »Weißt du, was ich gemacht habe, als ich so wütend auf meinen Bruder war wie du? Ich hab' gesagt: ›Hallo meine Wut, ich begrüße dich.‹ Wollen wir das mal zusammen ausprobieren? Und wenn wir gleich beginnen, werde ich dich bitten, dich mit etwas zu verbinden, was dir Kraft gibt oder was dir heilig ist. Würde dir dazu etwas einfallen? Über diese Verbindung kannst du um Hilfe und Unterstützung bitten, wenn du mal nicht weiterweißt.«

Es tut dem Kind auch noch gut, wenn Sie ihm mitteilen: »Du bestimmst den Weg. Ich sitze die ganze Zeit an deiner Seite, ich spreche dir einen Satz vor und du sprichst ihn mir nach. Wenn du aufhören möchtest, kannst du das jederzeit sagen. Hast du noch Fragen an mich?«

Kommt das Kind auf Anweisung einer Erzieherin, eines Lehrers oder Arztes zur Emotionalkörper-Therapie, empfiehlt es sich, dem Kind einige einleitende Fragen zu stellen: »Weißt du, warum du hier bist? Was soll besser oder erfreulicher in deinem Leben werden?« Ein Befund- oder Diagnosebogen kann hilfreich sein, es ist aber nicht zwingend notwendig, einen solchen Bericht *vor* einer Begleitung vollständig durchzulesen. Manchmal ist es sogar besser, gar keine Vorgeschichte zu kennen und einfach aus dem Stehgreif mit dem zu beginnen, was sich als Erstes im Körper des Kindes bemerkbar macht: Das kann ein Druck im Bauch, ein Kloß im Hals oder eine Angst im Nacken sein.

Nimm eine bequeme Position ein

Sorgen Sie dafür, dass sich das Kind in einer bequemen Sitz- oder Liegeposition entspannen kann, sich warm und sicher fühlt und Störungen von außen weitgehend ausgeschaltet sind. Manche Kinder fühlen sich auf einem Sofa wohl oder bauen sich mit Decken und Kissen ein kleines Nest. Sehr unruhige kleine Kinder bleiben gern auf dem Schoß der Mutter. Selbstverständlich können Sie eine Begleitung auch auf einer Matte, einer Wiese oder einer Bank im Grünen vornehmen, Hauptsache, das Kind fühlt sich dabei wohl und sicher und wird nicht abgelenkt.

Schließe deine Augen

Kleine Kinder verstecken sich gerne hinter einem Vorhang, um nicht gesehen zu werden, oder halten sich ihre Hände vors Gesicht. Damit einhergehend sind die meisten Kinder bereit, sich ein leichtes Tuch über die Augen legen zu lassen, weil sie sich dann unbeobachteter fühlen. Vielleicht haben Sie verschiedenfarbige Tücher, aus denen sich das Kind eines aussuchen und über seine Augen legen kann. Erklären Sie dem Kind: »Lenke deine Aufmerksamkeit in deinen Körper hinein; das geht am leichtesten, wenn deine Augen verdeckt sind.« Mit geschlossenen Augen ist es weniger abgelenkt von äußeren Eindrücken. Es wird aufmerksamer in seinen Körper hineinschauen und die Antworten, die aus seinem Inneren auftauchen, besser wahrnehmen können. Halten Sie auch ein transparentes Tuch bereit, denn es gibt Kinder, die zwischendurch gerne mal blinzeln. Und selbstverständlich darf das Kind auch ohne Tuch und mit offenen Augen beginnen, wenn es ihm so leichter fällt, sich auf die noch unbekannte Situation einzulassen. Besonders für nervöse und ängstliche Kinder ist dies die ersten Male angezeigt, wenn sie zur EKT kommen. Das Kind zeigt Ihnen, was es möchte.

Lenke deine Aufmerksamkeit auf deinen Atem

Sanfte, ruhige Atemzüge helfen dem Kind, seinen Körper zu spüren und in einen Zustand tiefer Entspannung zu kommen. Um dem Kind dabei zu helfen, können Sie beispielsweise mit ruhiger Stimme zu ihm sagen: »Spüre, wie die Luft durch deine Nase in die Lungen hineinfließt und wie sich dein Brustkorb dabei hebt und senkt. Du lässt die Luft weiterfließen und fühlst, wie sie auch deinen Bauch bewegt. Mit jeder Einatmung wirst du von innen ganz weit, mit jeder Ausatmung entspannst du dich und sinkst noch ein bisschen tiefer in den Sessel hinein. Du spürst, wie deine Muskeln immer lockerer werden und wie du jetzt mit deiner Aufmerksamkeit ganz in deinem Körper ankommst.« Für sehr zappelige Kinder kann dieser Einstieg in eine Emotionalkörper-Therapie schon eine ganz neue Erfahrung sein, um sich von innen wahrzunehmen. Manchmal signalisieren sie schon hier, dass es ihnen für das erste Mal reicht. Auch das ist in Ordnung.

Verbinde dich mit dem, was dir Kraft gibt oder was dir heilig ist

Sie bitten das Kind, sich innerlich mit etwas zu verbinden, was es als kraftspendend wahrnimmt oder woran es glaubt. Manche Kinder sehen ein Licht oder einen Engel, andere finden ihr Krafttier oder nehmen ihren Lieblingsteddy. Es gibt auch Kinder, die sich zu einem bestimmten Baum hingezogen fühlen. Nicht bewährt haben sich Verbindungen zu einer lebenden Person, wobei die Verbindung mit der Seele beispielsweise eines verstorbenen Opas, der als besonders liebevoll in Erinnerung geblieben ist, wiederum eine positive Wirkung auslösen kann.

Doch wir bohren nicht nach, wenn das Kind nicht von sich aus erzählt, womit es sich verbunden hat. Auch ich als Begleiterin verbinde mich mit dem, woran ich glaube. Die persönliche Verbindung mit etwas Licht- und Liebevollem begleiten das Kind und mich mit einer unterstützenden, positiven Energie (siehe auch das Kapitel »Die Einstellung des Begleiters zum Kind«). Dies hat sich bewährt, weil es mitunter zu Situationen kommt, in denen die Kinder überraschende, intensive Gefühle erleben und es dann als unterstützend empfinden, sich mit etwas Größerem verbunden zu fühlen.

Sage laut: »Ich bitte um Hilfe und Unterstützung«

Hat sich das Kind verbunden, bitten Sie es den folgenden Satz laut auszusprechen: »Ich bitte um Hilfe und Unterstützung.« Das hörbare Aussprechen ist deshalb besonders wichtig, weil das stille Denken sich oft diffus gestaltet; die Gedanken hüpfen hierhin und dorthin und es fällt dem Kind schwer, sich auf eine Sache zu konzentrieren. Durch das laute Aussprechen treten Begleiterin und Kind in einen Dialog, der sich durch die ganze EKT-Begleitung zieht. Darüber hinaus haben wir die Erfahrung gemacht, dass sich mit dem Aussprechen einer Bitte das Herz öffnet und die Entspannung sich noch weiter im Körper ausbreiten kann. Die Bereitschaft, Hilfe anzunehmen, wächst, und das Kind öffnet sich für Antworten, die intuitiv kommen. Manche Kinder flüstern den Satz lieber leise vor sich hin. In dem Fall bitte ich: »Gib mir ein Zeichen, wenn du fertig bist, damit ich weiß, wann wir weitermachen können.«

Der Weg nach innen

Der Weg nach innen: Für den Weg nach innen gibt es drei verschiedene Möglichkeiten, von denen sich das Kind eine auswählen darf.

a) Lenke deine Aufmerksamkeit in deinen Körper und beginne mit dem, was sich als Erstes zeigt

Als Nächstes bitten wir das Kind: »Schau mal durch deinen Körper, ob sich irgendeine Stelle besonders bemerkbar macht?« Wenn sich zunächst nichts zeigt, können Sie sagen: »Das kann ein Kribbeln im Zeh sein, ein Druck auf der Schulter, eine Aufregung im Bauch; nimm einfach das Erste, was kommt, und erzähle mir davon.« Egal was sich zeigt, es ist immer richtig und darf da sein: der Schmerz, die Spannung, der Druck, die Angst, die Schwere, die Kälte, das Herzklopfen oder das Kribbeln. Und genau damit beginnen Sie mit dem ersten EKT-Schritt.

b) Ein selbst gewähltes Thema

Kommt ein Kind mit dem Wunsch, seine Angst vor Spinnen zu beleuchten oder schlägt es ein anderes Thema vor, dann bitten wir es an dieser Stelle nachzusprechen: »Meine Angst vor Spinnen, ich spüre dich.« Nimmt es diese Angst beispielsweise in der Brust wahr, würde es im nächsten Satz sagen: »Meine Angst vor Spinnen in meiner Brust, danke, dass du dich zeigst.« Und damit hat die EKT-Reise nach innen begonnen.

c) Beginne mit einem Wohlgefühl

Eine EKT mit einem besonders angenehmen, schönen oder prickelnden Gefühl zu beginnen, ist besonders dann angesagt, wenn Blockaden den Einstieg zur EKT behindern. Dazu gehören Emotionen wie Freude, Geborgenheit, Dankbarkeit, Begeisterung, Mitgefühl, Vertrauen, Wertschätzung, Hoffnung, Leichtigkeit, Selbstbestimmtheit, Mut oder Liebe, um nur einige zu nennen. Manche Menschen fühlen »ihre« Emotion in der Mitte der Brust oder direkt im Herzen, andere eher im Bauchraum oder in irgendeinem anderen Körperteil. Hat sich das beglückende Gefühl im Körper ausgebreitet, fällt es dem Kind viel leichter, sich auch der Angst zuzuwenden, die ihm vielleicht im Nacken sitzt.

Die vier Schritte der Emotionalkörper-Therapie (am Beispiel Schmerz)

»Hallo, mein Aua, ich spüre dich.« und/oder
»Mein Schmerz, ich begrüße dich.«

»Hallo, mein Aua, danke, dass du dich zeigst.« oder
»Mein Schmerz, danke, dass du da bist.«

»Hallo, mein Aua, ich nehme dich in Liebe an.« oder
»Mein Schmerz, ich hab dich lieb.«

»Hallo, mein Aua, kann ich etwas für dich tun?« oder
»Mein Schmerz, was wünschst du dir von mir?«

Diese vier Schritte werden bei jedem neu auftretenden Gefühl wiederholt, bis das Kind den Wunsch nach Beendigung signalisiert. Ob sich eine Farbe, eine Traurigkeit, ein Jucken im Zeh, ein »Nichts«, ein Grau oder ein ganzer Zirkus zeigt – alles kann ein Türöffner für eine nächste, tiefere Schicht in uns sein. Und niemand weiß vorher, was der Schlüssel für unsere verschiedenen Türen ist. Für Bilder, Gedanken und Gefühle müssen die Worte, die den Zustand am treffendsten beschreiben, erst gefunden werden, und deshalb dürfen alle Umschreibungen, gerne auch mehrere Adjektive wie »meine dunkle, gruselige, graue Höhle« benutzt werden, um die vier Schritte der EKT anzusprechen.

Ausklang der EKT-Begleitung

Irgendwann wird das Kind entweder signalisieren oder aussprechen, dass es jetzt genug ist, und damit die Sitzung beenden wollen. Oder das Kind schweigt lange und Sie haben das Gefühl, es ist alles gesagt und gefühlt und die Sitzung könnte zu einem Ende kommen. Das passiert fast immer in einem Moment, in dem das Kind angenehme Gefühle in sich wahrnimmt, beispielsweise Ruhe, Zufriedenheit, Geborgenheit oder Liebe. Dann können Sie Folgendes sagen: »Wenn wir jetzt langsam zum Schluss kommen, schau noch einmal durch deinen Körper und frag ihn, ob er sich noch etwas wünscht.« Erst wenn das Kind Zufriedenheit mit sich und der Situation äußert, bitten Sie es, langsam, langsam wieder zurück in diesen Raum zu kommen.

Oft sind es nicht nur die von der EKT hervorgerufenen großen Veränderungen, über die wir uns freuen. Manchmal sind es die kleinen Zeichen wie die zaghafte Hoffnung oder die kleine Zuversicht, die dem Kind Mut machen, dass sich etwas in seinem Leben zum Guten wenden kann.

Ein aufbauendes Gefühl einladen

Eine Möglichkeit zur positiven Verstärkung der Veränderung setzen wir manchmal am Ende einer Begleitung ein, indem wir beispielsweise fragen: »Möchtest du zu deinem guten Gefühl (z.B. Leichtigkeit) noch ein zweites angenehmes Gefühl einladen?« Äußert das Kind den Wunsch: »Ja, ich würde gerne die Fröhlichkeit einladen«, dann fordern Sie das Kind auf: »Dann sag bitte laut: ›Fröhlichkeit, ich lade dich zu mir ein.‹« Nach einer kurzen Pause fragen Sie: »Und an welcher Stelle deines Körpers kann die Freude am leichtesten in dich hineinkommen?« Meistens ist das Herz oder der Bauch der Ort, an dem die Fröhlichkeit am meisten gespürt wird; aber auch jeder andere Körperteil (Arme, Beine, Kopf) kommt infrage. Und auch in diesem Fall gilt, nicht zu werten, nicht zu beurteilen. Manche Kinder haben lange Zeit keine Fröhlichkeit erlebt – dann können Sie als Verstärkung der Fröhlichkeit mit dem Kind die vier Schritte noch einmal durchgehen: Begrüßen, danken, lieben und fragen Sie beispielsweise die Fröhlichkeit: »Kann ich etwas für dich tun?« Häufig kommt die Antwort: »Sie möchte bei mir bleiben.«, woraufhin Sie fragen: »Wie kann das geschehen?« Oft findet das Gefühl einen Platz im Herzen des Kindes, und es kann geschehen, dass das Kind eine konkrete Anweisung erhält: »Male und bastle ein Herz und guck es dir jeden Tag an.«

Besonders, wenn noch kein positives Gefühl da ist, können Sie das Kind auch fragen: »Möchtest du ein Gefühl einladen, dass dir guttut?« Ein Junge beispielsweise hatte am Ende der Begleitung den Wunsch, die Wut zu sich einzuladen. Nachdem er sie in sich spüren konnte, erzählte er von der Kraft, die in der Wut steckte. Dazu erklärte er: »Diese Kraft hilft mir bei den Entscheidungen, die ich treffen will.« Nach der EKT fühlte er sich gestärkt und strahlte diese Tatkraft nach außen aus.

In einem solchen Moment kann ich als Begleiterin regelrecht spüren, wie sich die Aufmerksamkeit des Kindes seinem Körpergefühl öffnet und wie es sich vorstellt, den Spaß, den Erfolg, die Kraft oder die Liebe einzuladen. Jedes einzelne Gefühl wird intensiv wahrgenommen und ist zukünftig abrufbar. Denn was ein Kind deutlich im Körper spüren konnte, geht nie wieder ganz verloren, vergleichbar mit einem Trampelpfad, der immer breiter und leichter begehbar wird, je öfter man ihn benutzt. Mit der gefühlten und gespeicherten Emotion ist die Spur angelegt und kann als neuer Lebenspfad begangen und genutzt werden. Und es ist eine Fähigkeit, die durch jede Wiederholung verstärkt wird. Können Kinder das positive Gefühl deutlich in einem Körperteil wahrnehmen, werden sie erleben, wie wohltuende, beglückende oder belebende Gefühle in ihnen aufsteigen. Dürfen diese sich in und über ihren Körper hinaus ausbreiten, werden die Gefühle ihre stärkende und heilende Wirkung voll entfalten können. Positive Emotionen lassen Körper und Gehirn aufblühen. In vielen Fällen konnten Kinder durch eine EKT-Begleitung dank starker aufbauender Emotionen reale körperliche Veränderungen auslösen, die sich positiv auf ihre Gesundheit auswirkten.

Danken

Am Ende einer Sitzung hat es sich bewährt, Danke zu sagen. Danken hilft, das Herz offen zu halten. Fast immer sagt das Kind: »Ja, ich bedanke mich …« und zählt ein paar Dinge auf, bei denen es sich bedanken möchte. Falls es fragt: »Bei wem soll ich mich denn bedanken?«, wird die Frage zurückgegeben: »Frag mal dein Herz, deinen Bauch, deinen Körper, ob sie es wissen?« Eigentlich meldet sich dann immer etwas, dem das Kind danken möchte.

Nachbearbeitung

Kinder verspüren häufig den Drang, das, was sie erlebt haben, zu malen oder zu basteln. Jugendliche schreiben sich eher einen Satz auf, den sie sich in den folgenden Tagen in Erinnerung rufen wollen. Daher liegen nach einer Sitzung am besten immer Stifte und Papier bereit, oder auch Knete und anderes Material. Manche Kinder lieben es auch, ein Tagebuch zu führen. Das bietet sich besonders bei einer chronischen Krankheit oder einem erlebten Trauma an, wenn Begleitungen über einen längeren Zeitraum durchgeführt werden. So kann das Kind die neuen, positiven Erfahrungen einer Emotionalkörper-Therapie jederzeit wiederholen und sich daran erinnern, wie sich etwas in ihm zum Guten bewegt hat.

Manche Kinder und Eltern empfinden das Angebot, sich in den Tagen nach einer EKT-Begleitung telefonisch melden zu dürfen, als große Beruhigung, auch wenn sie später davon keinen Gebrauch machen. Dazu ein Beispiel aus unserer EKT-Erfahrung: Jannick war mit seinen acht Jahren einfach zu langsam in der

Schule, wenn es darum ging, etwas von der Tafel abzuschreiben. Alle mussten dann auf ihn warten und er versuchte, sich zu beeilen. Doch dabei verkrampften sich seine Finger und er gab auf. Das führte dazu, dass er jeden Morgen mit Bauchschmerzen aufwachte. In der EKT-Begleitung kam ein Engel zu ihm, der ihm die Hand führte, sodass er völlig entspannt zuschaute, wie seine Hand von alleine schrieb. Nach der Sitzung malte Jannick seinen mit schwarzen Schuhen, bunten Flügeln und einem lächelnden Gesicht versehenen Engel, genau so, wie er ihm in der Sitzung erschienen war. Zu Hause hängte er sich das Bild über sein Bett und wurde schon beim Aufwachen daran erinnert, dass er nun einen Engel an seiner Seite hatte, wenn er in der Schule war.

Erläuterungen zu den vier Schritten

Sie können die vier Schritte zunächst einmal im Hinblick auf eine körperliche Empfindung (Schmerz, Druck, Herzklopfen, Verspannung, Kribbeln) oder eine Emotion (Angst, Wut, Traurigkeit, Aufregung, Unsicherheit) durchführen, je nachdem, was sich als Erstes meldet. Wir haben die Erfahrung gemacht, dass es egal ist, womit Sie beginnen, weil körperliche Empfindungen, Gedanken und Emotionen unlösbar miteinander verwoben sind: Körperliche Wahrnehmungen lösen Emotionen aus und Emotionen führen zu körperlichen Anzeichen. So kann die Verwandlung auf der einen Ebene auch eine Verwandlung auf der anderen Ebene nach sich ziehen. Daher ist es gut möglich, dass sich bereits nach dem dritten Schritt ein anderes Gefühl bemerkbar macht. Sie können das Kind in diesem Fall fragen, ob es den vierten Schritt mit der ursprünglichen Formulierung weitergehen oder das neue Gefühl mit Schritt 1 begrüßen möchte. Lassen Sie das Kind darüber entscheiden und vertrauen Sie seinem inneren Gespür.

Schritt 1: »Hallo, mein Aua, ich spüre dich« und/oder »Mein Schmerz, ich begrüße dich«

Der Schmerz steht hier nur als Beispiel, Sie verwenden bitte den Begriff, den das Kind Ihnen vorgibt. Meldet sich zuerst eine körperliche Empfindung, beispielsweise »Mein Hals kratzt«, lassen Sie das Kind sagen: »Mein Kratzen im Hals, ich begrüße dich.« Durch die Begrüßung richtet das Kind seinen Fokus voll auf den Hals und nimmt wahr, was sich dort abspielt. Selbst wenn dies zunächst als fremd oder oberflächlich wahrgenommen wird, kann es genau der richtige Einstieg sein. Der kratzende Hals kann den Zugang zu tiefer verborgenen Emotionen öffnen, die anfangs noch nicht greifbar sind oder zu bedrohlich erscheinen.

Es kann auch sein, dass sich bei den ersten EKTs nur kleine Empfindungen und Gefühle zeigen – das ist in Ordnung, denn so kann man sich den Wahrnehmungen langsam nähern und Vertrauen aufbauen. In jedem Fall entwickelt sich durch eine EKT eine bessere Körperwahrnehmung und höhere Empfindsamkeit den eigenen Gefühlen gegenüber, außerdem führt sie zu einer grundsätzlichen Wertschätzung der Eigenwahrnehmung. Der erste Umgang des Kindes mit seinen Empfindungen und Gefühlen im Körper besteht darin, jedes einzeln zu spüren, wahrzunehmen und anzunehmen. Alle Gefühle, alle Empfindungen dürfen sich zeigen und werden wie Gäste willkommen geheißen.

Hat das Kind Ihnen den ersten Schritt nachgesprochen, warten Sie mindestens drei bis fünf Atemzüge, bevor Sie zum nächsten Schritt übergehen. Diese Zeit des Innehaltens braucht das Bewusstsein, um wirklich nachspüren zu können, was im Körper passiert.

Möglicherweise wird das Kratzen im Hals stärker, es löst sich auf, es kratzt plötzlich woanders, oder das Kratzen wird zum Kribbeln, wandert, bekommt plötzlich eine Farbe. Vielleicht meldet sich auch Wut oder ein anderes Gefühl. In jedem Fall wird sich im Laufe der EKT-Sitzung einiges im Kind bewegen.

Kommt das Kind mit einem konkreten Anliegen zu Ihnen, beispielsweise: »Ich habe Streit mit meinen Klassenkameraden in der Schule«, darf es, nachdem es sich entspannt hat, dieses Thema laut aussprechen. Sie greifen dann das Thema mit der Formulierung auf, die das Kind vorgibt und gehen mit ihm die vier Schritte durch.

Schritt 2: »Hallo, mein Aua, danke, dass du dich zeigst« oder »Mein Schmerz, danke, dass du da bist«

Auch wenn das Kind bisher geschwiegen hat, sprechen Sie ihm nach den 3–5 Atemzügen den zweiten Satz mit der Formulierung vor, die das Kind gewählt hat, beispielsweise: »Mein Kratzen im Hals, danke, dass du dich zeigst.« Das Kind findet es vielleicht seltsam, dem Kratzen im Hals zu danken und würde lieber sagen: »Du tust mir weh, ich will dich weghaben, verschwinde.« Wenn es aber trotzdem Danke sagt, wird ihm der Schmerz selber deutlich machen, wie wichtig er ist. Wenn er nicht wäre, würde das Kind nicht bemerken, dass etwas in seinem Körper nicht stimmt. Mit dem Danken verändert das Kind seine innere Einstellung dem Schmerz oder einem anderen bisher abgelehnten Gefühl gegenüber. Es nimmt vielleicht wahr, wie die innere Anspannung schmilzt und der Widerstand nachlässt. Möglicherweise fühlt es sich für das Kind so an, als freue sich der Schmerz darüber, beachtet und wertgeschätzt zu werden.

An der Atmung, Mimik oder anderen Körpersignalen können Sie als Begleiter feststellen, ob es im Kind arbeitet und wie lange Sie warten müssen, bevor Sie Schritt 3 vorsprechen. Da alle Bilder und Gedanken mit Emotionen verbunden sind, wird das Kind bei den Schritten 1 bis 4 mit feinen Schwingungen in Kontakt kommen, die sich wie Gefühlswellen in ihm bewegen oder in ihm aufsteigen. Ermuntern Sie das Kind, alles auszusprechen, was es sieht und fühlt, damit Sie wissen, wo es sich gerade befindet und wann Sie zum nächsten Schritt übergehen dürfen.

Schritt 3: »Hallo, mein Aua, ich nehme dich in Liebe an« oder »Hallo, mein Schmerz, ich hab dich lieb«

Wenn Sie die ganze Zeit mit Ihrer Empathie beim Kind sind und den zweiten Schritt einige Atemzüge haben wirken lassen, können Sie dem Kind den dritten Schritt vorsprechen: »Mein Schmerz, ich nehme dich in Liebe an.«

Erscheint es dem Kind nicht möglich, das Gefühl in Liebe anzunehmen, darf das Kind um Hilfe und Unterstützung bitten. Alternativ können Sie fragen: »Was könntest du denn sagen?« Vielleicht schlägt es eine eigene Formulierung vor, beispielsweise »Ich nehme dich an« oder »Ich mag dich«.

In unseren Begleitungen haben wir die Erfahrung gemacht, dass das laute Aussprechen des Wortes »Liebe« bei allen körperlichen und seelischen Schmerzen die größte Transformationskraft besitzt. Mit ihrer feinen Schwingung fließt die Liebe in die entlegensten Körperzellen und wird als Wärme, Klarheit, Zuwendung, Geborgenheit oder Heilung empfunden. Das Kind bleibt nicht in dem traumatischen, unangenehmen, schmerzhaften Gefühl stecken, die Liebe vermag es zu verwandeln.

Dadurch, dass das Kind sein Gefühl akzeptiert und innerlich umarmt, hört der innere Kampf auf. Der Schmerz verändert sich, wird schwächer, ist nicht mehr so unangenehm oder sogar verschwunden. Steigen Tränen auf, dürfen auch sie sein, sie können helfen, etwas in Fluss zu bringen. Schluchzen bedeutet oft eine sehr tiefe Berührung – geben Sie dem Kind Zeit, sich allein zu beruhigen. Die Kunst der Begleiterin besteht darin, dem Prozess zu vertrauen und still warten zu können. Manche Kinder können sogar ärgerlich werden, wenn die Begleiterin in diesem Moment tröstet, beschwichtigt oder sich anderweitig persönlich einmischt.

Schritt 4: »Hallo, mein Aua, kann ich etwas für dich tun?« oder »Mein Schmerz, was wünschst du dir von mir?«

Meistens kommt die Antwort auf diese Frage wie aus der Pistole geschossen. Manchmal klingt es so banal, dass das Kind zögert und meint, es müsse sich etwas Klügeres ausdenken. Dann helfen Sie ihm mit der Aufforderung: »Nimm das Erste, was kommt.« Damit ermuntern Sie das Kind dazu, seinem eigenen inneren Kompass zu folgen. Manchmal äußert das Kind eine Idee, die Ihnen vielleicht absurd vorkommen mag, wie beispielsweise: »Setz dich auf einen Teppich und fliege damit über deine Schule.« Enthalten Sie sich bitte jeden Kommentars und jeder Wertung, und ermuntern Sie das Kind einfach, seine Idee in seiner Vorstellung in die Tat umzusetzen. Kinder sind noch sehr ursprünglich mit ihrer Vorstellungskraft verbunden. Es fällt ihnen leicht, sich in einen brüllenden Löwen oder einen kraftvollen Superman zu verwandeln und sich entsprechend zu fühlen.

Falls die Begleitung einmal ins Stocken geraten sollte oder das Kind auf den letzten Schritt der EKT mit »Weiß ich auch nicht« antwortet, gelingt es am besten, die Begleitung wieder zum Fließen zu bringen, wenn das Kind ermutigt wird, um Hilfe und Unterstützung zu bitten. Meistens steigt dann aus dem Inneren des Kindes wie kleine Luftbläschen eine Antwort empor.

Geraten Sie in einer solchen Situation bitte nicht in Versuchung, dem Kind zu raten, was es tun soll oder ihm gar einen Vorschlag zu machen. Damit würden Sie das Kind darin bestärken, dass wirkliche Hilfe nur von außen kommt. Außerdem würden Sie Gefahr laufen, das Kind von sich abhängig zu machen. Oder Sie lenken damit den Weg in eine Richtung, die für Sie logisch und sinnvoll erscheinen mag, doch nicht der beste Weg für das Kind ist. Für das Kind ist die Wirkung des eigenen inneren Erlebens viel stärker und nachhaltiger, als wenn es einem Ratschlag von außen folgt.

Wenn Sie einige Erfahrung mit der EKT gesammelt haben,

können Sie Ihre Idee manchmal in Form einer behutsamen Frage formulieren, beispielsweise: »Möchtest du vielleicht mal näher zum Krokodil hingehen und es begrüßen?« Darauf antwortet das Kind vielleicht: »Nein, ich habe Angst vor ihm.« Jetzt hat das Kind die Möglichkeit, seine Angst zu begrüßen und mithilfe der vier Schritte einen neuen Umgang mit ihr zu finden. Mit einer Frage geben Sie dem Kind die Freiheit, »Nein« zu sagen und selbst einen Weg oder eine Lösung zu finden.

Wiederholung der vier Schritte mit jedem neuen Gefühl, das sich zeigt

Sobald Ihnen das Kind von einem neuen Gefühl, einem neuen Bild oder einem neuen Wesen berichtet, beginnen Sie mit diesem als Thema wieder bei Schritt 1 der Emotionalkörper-Therapie. Sprechen Sie dem Kind wieder einen Schritt nach dem anderen vor, warten ein wenig und greifen, vielleicht schon, bevor Sie den vierten Schritt durchgeführt haben, das nächste Bild oder Gefühl auf. Ich empfehle Ihnen, Ihr Kind möglichst immer bis zu Schritt 3 zu führen, auch wenn Sie vielleicht meinen: »Ich kann es dem Kind nicht zumuten, diesen schrecklichen Schmerz in Liebe anzunehmen, das wird es nicht sagen können.« Das Kind und auch Sie werden überrascht sein, wie sanft und kraftvoll zugleich die Worte »Ich nehme dich in Liebe an« zu verändern vermögen. Was auch immer sich als schreckliches Ungeheuer präsentiert, verwandelt sich, wenn es in Liebe angenommen wird – denken Sie nur an *Die Schöne und das Biest*. Und auch die unangenehmsten Gefühle äußern unserer Erfahrung nach sehr deutlich und klar, was sie brauchen, um sich verändern zu können.

Wenn Sie selbst unsicher sind, wie Sie weitermachen sollen, fragen Sie das Kind beispielsweise: »Möchtest du jetzt mit dem Kloß im Hals weitermachen oder die Wut begrüßen, die sich gezeigt hat?« Das Kind wird in sich hineinfühlen und genau wissen, was richtig für es ist. Falls das Kind seine Wut begrüßen möchte, können Sie vorher fragen: »Wo in deinem Körper spürst du die

Wut am meisten?« Lautet die Antwort: »Im Bauch«, bitten Sie das Kind zu sagen: »Meine Wut im Bauch, ich begrüße dich.« So beginnen Sie wieder bei Schritt 1.

Hier wird deutlich, dass man nicht immer alle Schritte von 1 bis 4 durchgeht. Manchmal ist es für das Kind überflüssig, zu sagen: »Mein Kloß im Hals, kann ich etwas für dich tun?«, denn eigentlich ist es die Wut im Bauch, bei der das Kind angekommen ist und mit der es Schritt 1 bis 4 durchgehen möchte. Lassen Sie das Kind die unterschiedlichen Formulierungen solange ausprobieren, bis sie passen und es sich damit wohlfühlt.

Zugang zum eigenen Selbst

Je mehr Sie sich mit der Emotionalkörper-Therapie und der Verbindung zu Ihrem Kind beschäftigen, desto größer kann das Bedürfnis werden, auch die Verbundenheit und das Verständnis für sich selbst zu vertiefen. Es gibt wohl kaum einen Menschen, der sich in der Kindheit nicht auch verletzt gefühlt hat und dann seine Emotionen später so beschreibt: »Ich habe mich alleingelassen gefühlt, hilflos, ausgeliefert, unverstanden, ungerecht behandelt, wütend oder traurig.« An eine Reihe von diesen Verletzungen können Sie sich lebhaft erinnern, während andere ganz oder teilweise in die verborgenen Winkel des Unbewusstseins eingesunken sind. Dort liegen vergessener Schmerz, Verluste oder Traumen scheinbar bedeutungslos verborgen. In Wirklichkeit beeinflussen diese Verletzungen Sie ständig. Sie bestimmen, wie Sie die Welt sehen und sie treffen Entscheidungen für Sie.

Vieles, was Ihnen im Umgang mit Ihren Kindern Sorgen bereitet, was Sie ärgert, ängstigt, frustriert, was Sie ablehnen oder auch erhoffen, hat oft seine Wurzeln darin, was Sie in der einen oder anderen Weise selbst erlebt haben. Wird Ihnen ein solches Ereignis während einer EKT-Begleitung bewusst, weil ein Kind eine ähnliche Situation schildert oder gerade erlebt, können Sie es bei nächster Gelegenheit mit den vier Schritten der EKT bei sich selbst bearbeiten. Probieren Sie zum Beispiel einmal aus, wie es sich anfühlt, das kleine verletzte Kind in sich selbst zu begrüßen. Sie können ihm dafür danken, dass es da ist, es vielleicht in den Arm nehmen und ihm jetzt die Liebe und Sicherheit schenken, die es damals so dringend gebraucht hätte.

Die Arbeit mit sich selbst oder einer Begleiterin an Ihrer Seite macht es möglich, eigene Glaubenssätze und Emotionen mithilfe der Emotionalkörper-Therapie zu überprüfen und zu verwandeln, um danach befreiter und gelassener dem eigenen Kind und den Ihnen anvertrauten Kindern zu begegnen.

Das innere Kind

Unter dem inneren Kind verstehen wir die in uns gespeicherten Emotionen, Erinnerungen und Erfahrungen aus unserer Kindheit. Doch eigentlich handelt es sich um viele innere Kinder: Da ist das neugierige, kritische, ängstliche, rebellische, verschmuste, bedürftige, abhängige, wütende oder das liebevolle Kind. Und jedes Ihrer Kinder wünscht sich, angenommen, gefühlt und gelebt zu werden. Wenn Sie sich das alleine nicht zutrauen, lassen Sie sich von einer EKT-Begleiterin dabei helfen, wieder in direkten Kontakt zu Ihrem inneren Kind zu kommen, um ihm zu sagen: »Du bist in Ordnung, so wie du bist, ich danke dir, dass du da bist und ich hab dich lieb.« Und ganz sicher wird es Ihnen eine hilfreiche Antwort geben auf die Frage: »Mein inneres Kind, kann ich etwas für dich tun?«

Gab es dagegen wiederholt tiefe Verletzungen, die verdrängt oder nur gedanklich ruhiggestellt wurden – nach dem Motto »Das ist vorbei, damit will ich nichts mehr zu tun haben« –, werden diese irgendwann wieder aufbrechen und daran erinnern, dass da noch etwas angeschaut, vergeben oder geheilt werden will. Es gibt jedoch Menschen, die sich so gut wie gar nicht mehr an ihre Kindheit erinnern können. Sie haben sich damit nicht nur von ihren Erinnerungen und den damit verbundenen Gefühlen abgeschnitten, sondern auch von der Lebensfreude, der Liebe und anderen nährenden Emotionen abgeschirmt.

Nun können wir eine Vergangenheit nicht ungeschehen machen, aber durch den Kontakt zum eigenen inneren Kind wird der Kontakt zu allen inneren Anteilen wieder hergestellt. Der liebevolle Umgang mit sich selbst wird wiederentdeckt, und das macht Mut, dem Leben mit seinen Herausforderungen ins Auge zu schauen.

Eine Begleiterin erzählt: »Ich bekam die Gelegenheit, mit einem 17-jährigen Flüchtlingsmädchen eine EKT zu machen, weil ich ihre Sprache verstand. Während der Begleitung kam sie an den Punkt, wo sie unter Schluchzen schilderte, wie sie als kleines Kind von ihrem Vater geschlagen worden war und auf der Flucht misshandelt und missbraucht wurde. Ihre Hauptgefühle waren Hoffnungslosigkeit, Schutzlosigkeit und Trostlosigkeit. Das berührte mich zutiefst – ich hatte selbst Tränen in den Augen und merkte, dass da auch bei mir ein sehr wunder Punkt, von dem ich nichts wusste, berührt wurde. Bei nächster Gelegenheit bat ich eine erfahrene EKT-Begleiterin, neben mir zu sitzen, weil ich mich an den Schmerz in meiner Kindheit erinnern und ihn mithilfe der vier Schritte bearbeiten wollte. Auf diese Weise konnte ich mir mühsam ins Gedächtnis rufen, wie ich im Alter von fünf Jahren von meiner Oma mit einer siebenstriemigen Lederpeitsche gezüchtigt wurde und einmal sogar dachte: »Gleich schlägt sie mich tot.« Natürlich verstand ich nicht, warum sie das tat. Ich habe daraus den Schluss gezogen, dass meine Oma mich nicht liebt – und wenn schon die eigene Oma mich nicht liebt, dann kann ich nicht liebenswert sein.

In der EKT-Begleitung konnte ich mich an das am Boden liegende Kind erinnern. Ich begrüßte es, kniete mich zu ihm hin und dankte ihm im nächsten Schritt dafür, dass es da ist. Ein warmes Gefühl überkam mich, ich nahm es in den Arm und sagte ihm: ›Ich hab dich lieb. Du bist vollkommen in Ordnung, so wie du bist; du hast nichts falsch gemacht.‹

Auf die Frage: ›Kann ich etwas für dich tun?‹ entgegnete das auf dem Boden liegende kleine Kind: ›Ich möchte bei dir bleiben.‹ Die Begleiterin fragte mich: ›Und wie kann das geschehen?‹ Ich bat um Hilfe und Unterstützung. Daraufhin öffnete sich mein Herz und nahm das kleine bedürftige Kind zu sich auf. Hier fühlt es sich nun sicher und geschützt.

In einer zweiten EKT-Sitzung zu diesem Thema kam in mir der Wunsch auf, Kontakt mit der Oma von damals aufzunehmen. Als ich jetzt mit dem Verständnis einer erwachsenen Frau auf diese Kindheitsszene zurückblickte, konnte ich erkennen, dass die Oma in Wirklichkeit gar nicht wütend auf mich war, sondern auf ihr eigenes schweres Schicksal, das sie zu tragen hatte. Völlig überfordert schlug sie auf alles ein, was sich ihr in den Weg stellte – und das war sehr häufig ich. In meiner Vorstellung konnte ich zu ihr hingehen, sie begrüßen, ihr danken und sie in Liebe annehmen. Wir umarmten uns und konnten uns gegenseitig vergeben. In mir breitete sich eine große Erleichterung aus, ich fühlte mich wie befreit von einer schweren Last und von Gedanken des Grolls gegen sie.

Das kleine Mädchen in meinem Herzen, das ich seitdem regelmäßig besuche, freute sich mit mir. Sie nahm mich an die Hand und führte mich auf eine Wiese, wo wir nach Herzenslust spielten, lachten und albern waren. Mein inneres Kind darf ab jetzt träumen und lustig sein, wenn ihm danach ist, aber auch traurig, wütend und frech wie eine Pippi Langstrumpf, wenn ich damit niemanden verletze.«

Wie Blockaden in der Kindheit entstehen

Wenn Sie durch die Übungen mit den Worten Nein, Ja und Danke in Ihrem Körper spüren konnten, wie wirkungsvoll Worte sein können, werden Sie vielleicht aufmerksamer darauf achten, welche Worte Ihr Kind von Ihnen und in seiner Umgebung zu hören bekommt. Für Kinder sind die Sinne das Tor zur Welt. Über Augen, Ohren, Haut und Mund saugen sie Reize auf. Und bei jedem Wort, das wir aussprechen, schwingt auch ein Gefühl mit, das wir durch Tonfall, Mimik und Körpersprache übermitteln. Diese Gefühle werden mit Gedanken verknüpft und beides wird unbewusst als angenehme oder unangenehme Erinnerung im Gehirn und im Emotionalkörper abgespeichert. Oder, anders ausgedrückt: »Das möchte ich noch einmal« beziehungsweise »auf gar keinen Fall wieder« erleben.

So oder so, ein Kind glaubt den Worten, die es hört, und wird sich angenommen oder abgelehnt fühlen. Es wird ein Bild in sich entstehen lassen, das diesen Worten entspricht. Denkt ein Kind von sich »Ich bin stark und liebenswert« beziehungsweise »Ich bin schwach und nicht liebenswert«, so werden sich diese Gedanken auch in seinem Verhalten und in seinen Handlungen widerspiegeln. Auf diese Weise beeinflussen Gedanken die Gefühle und umgekehrt.

Werden Emotionen unterdrückt oder verdrängt, kommt es zu einem Stillstand, außerdem wird der Energiefluss blockiert. Wir fühlen uns dann ängstlich, kraftlos oder werden krank. Doch unsere Erfahrung hat gezeigt: Unsere Gedanken und Worte, die in der Kindheit so kraftvoll waren, dass sie Blockaden im Gehirn und Mauern um das Herz errichten konnten, sind auch kraftvoll genug, um sie wieder einreißen zu können. Das bedeutet: Was ich mir irgendwann einmal angewöhnt habe, kann ich mir auch wieder abgewöhnen. Mit der EKT-Begleitung gelingt das auf sehr sanfte und liebevolle Art und Weise. In unseren EKT-Begleitungen erleben wir immer wieder, dass schlimme und schmerzliche Erlebnisse aus der frühen Kindheit – sogar sehr traumatische – durch neue Einsichten verändert werden können.

Die transformierende Wirkung der vier Schritte, aus denen die Emotionalkörper-Therapie besteht, lässt sich dadurch erklären, dass die körperliche, emotionale wie auch die rationale Energie miteinander verbunden werden. Bisher verdrängte Wahrnehmungen und Gefühle kommen ins Bewusstsein und kooperieren miteinander. Auf diese Weise kann es gelingen, ihre enormen Kräfte wieder zum Fließen zu bringen und zu nutzen. Das Fließen von Energien hat erfahrungsgemäß eine anregende Wirkung auf die Selbstheilungskräfte des Körpers. Wird mit Gefühlen und Ereignissen Frieden geschlossen, verringern sich Stress und Anspannung, sodass größere Zufriedenheit und Lebensfreude möglich werden. Im Schutzraum einer EKT-Begleitung begegnet ein Kind in seinem eigenen Rhythmus seinen unverarbeiteten Erlebnissen und gibt ihnen die Wertschätzung, die sie verdienen.

Die Kraft der Vergebung

Sich selbst und andere Menschen zu verstehen und ihnen zu vergeben, ist ein wichtiger Helfer auf dem Weg zur Lebensfreude. Gelingt es einem Kind während der EKT, sich selbst zu vergeben, wird es ihm leichter fallen, auch anderen zu vergeben. Gelingt es ihm, in seiner Vorstellung seine Mutter, seinen Vater oder seinen Peiniger vor sich stehen zu sehen und ihr oder ihm zu sagen: »Ich vergebe dir« tut es das in erster Linie für sich selbst. Vergebung ist eine starke heilende Kraft, und das Kind befreit sich mit dieser Aussöhnung von Verletzungen, Groll und Zorn seiner Vergangenheit. Eine schwere Last wird von seinen Schultern abfallen, und es wird sich mit dem Thema, das es so viel Energie gekostet hat, nicht mehr beschäftigen müssen. Dann wird es wieder Liebe in seinem Herzen spüren und ein leichteres, unbeschwerteres Leben führen und genießen können.

Die Begrüßung des Herzens

Das Wahrnehmen des eigenen Herzens kann für die Begleiterin wie auch für ein Kind ein guter Weg sein, seinen Körper besser zu spüren und wieder in Kontakt zu kommen mit den eigenen Gefühlen. Wenn Ihr Kind Dinge tut, von denen Sie überzeugt sind, dass es sie besser nicht tun sollte, oder etwas nicht tut, was Ihrer Meinung nach richtig wäre, dann kann es passieren, dass in Ihnen Gefühle hochkochen, die Ihr Herz vernebeln, sodass Sie es weder sehen noch hören können. Daran ist jedoch nichts falsch. Denn was für das Kind gilt, gilt auch für Sie: Sie dürfen diese Gefühle haben. Sie gehören zum Leben. Entscheidend ist in solchen Augenblicken nur, wie Sie damit umgehen. Halten Sie zunächst einen Moment inne, sagen Sie innerlich Stopp zu Ihren Gedanken, die behaupten zu wissen, wer für diese knifflige Situation die Schuld trägt. Spüren Sie nach, was sich in Ihnen bewegt: Ist es Ärger, Hilflosigkeit, Wut? Dann atmen Sie mehrmals tief durch und entziehen sich bestenfalls für einen Moment dem Geschehen. Und vielleicht gelingt es Ihnen, zu sagen: »Hallo, mein Ärger, ich begrüße dich«, und: »Mein Ärger, danke, dass du dich zeigst. Ich nehme dich in Liebe an.« Wenn Ihnen wieder klar wird: »Das Kind ist nicht schuld daran, dass ich mich jetzt so fühle, wie ich mich fühle«, können Sie ganz bei sich bleiben. Ihr Kind hat dieses Gefühl ausgelöst und Ihnen damit gezeigt, wie Sie den Zugang zu Ihren eigenen Gefühlen wiederfinden können. Wenn es Ihnen gelingt, die Emotion in Ihrem Inneren anzunehmen, wird es für Sie leichter, auch die heftigen Gefühlsausbrüche des Kindes zu akzeptieren und sie mit den vier Schritten zu begleiten. Ihr Herz kann sich wieder einer Liebe öffnen, die nicht an Bedingungen geknüpft ist.

Besonders Kinder, die an einer schweren oder chronischen Krankheit leiden (Neurodermitis, Asthma, Diabetes, Krebs) oder die ein Trauma (Unfall, Missbrauch, Flucht, Tod eines Angehörigen) erlebt haben, empfinden die vier Schritte zu ihrem Herzen als Einstieg in eine EKT-Begleitung wie das vorsichtige Öffnen einer Tür zu sich selbst. Je sanfter und liebevoller dies geschehen kann, desto eher werden auch nachfolgende schmerzhafte Erinnerungen und Emotionen für das Kind annehmbarer. Den Weg zum Herzen wiederzuentdecken, kann für ein Kind wie eine Aufforderung sein, »nach Hause zu kommen«, wie es ein Mädchen einmal beschrieb.

Herzmeditation

Setze oder lege dich bequem hin und beobachte deinen Atem: Sanft fließt er in dich hinein und ganz von allein wieder hinaus. Spüre dabei die Bewegung im Brustkorb, wie er sich hebt und senkt, und lass dich mehr und mehr in die Unterlage sinken. Entspanne jetzt deine Muskeln und all deine Gedanken, lass den Atem weiter fließen: in den Bauchraum hinein, in das Becken, die Beine, bis hinab zu den Füßen. Schenke dir ein inneres Lächeln und komme ganz in deinem Körper an.

Nun verbindest du dich mit etwas, was dir Kraft gibt, wartest drei Atemzüge lang und sagst dann: »Ich bitte um höhere Führung und Unterstützung.« Jetzt kannst du eine Hand oder beide Hände auf dein Herz legen, während du dich von deinem Atem in dein Herz hineinführen lässt. Spürt deine Hand sein Klopfen? Spürt dein Herz die warme Hand? Genieße einen Augenblick das Gefühl, einfach mit deinem Herzen zu sein.

Wenn du bereit bist, sagst du: »Mein Herz, ich begrüße dich.« Nachdem du mindestens drei Atemzüge abgewartet hast, fährst du fort: »Mein Herz, ich danke dir, dass du immer für mich da bist.« Was fühlst du, wie nimmst du dein Herz wahr? Siehst du eine Farbe, erkennst du, ob es weich oder hart ist, rund oder eckig? Meldet sich eine Traurigkeit oder eine Freude? Alles ist richtig, alles darf sein.

Nach einer Weile sagst du: »Mein Herz, ich liebe dich.« Kannst du spüren, wie jetzt dein Herz von innen her immer weiter werden möchte, wie es immer heller, immer wärmer wird und sich langsam nach außen ausdehnt? Lass dir Zeit damit, bevor du fragst: »Mein Herz, kann ich etwas für dich tun?« Warte wieder, vertraue und lass dich überraschen. Wenn du dem Ruf deines Herzens folgst, wirst du ihm in deiner Vorstellung all das geben können, was es sich von dir wünscht. Dein Herz weiß ganz genau, was für dich richtig ist, damit es dir gut geht. Und es kennt Wege, von denen der Verstand keine Ahnung hat. Deshalb erlaube Herz und Verstand, in Frieden miteinander zu leben und höre im Zweifelsfall und in entscheidenden Momenten auf dein Herz. Lass dir auch damit viel Zeit, bis dein Herz von selbst signalisiert, dass es genug hat. Abschließend bedankst du dich, in der Gewissheit, dass du jederzeit zu deinem Herzen zurückkehren kannst. Du machst einen tiefen Atemzug, bewegst Finger, Zehen, Arme und Beine und öffnest langsam deine Augen.

Zur Unterstützung kannst du auch die Herzmeditation von unserer Website www.emotionalkoerpertherapie.de/herzmeditation herunterladen.

Eine solche Herzmeditation kann beispielsweise so aussehen wie bei Manuel. Er ist fünf Jahre alt und sah sein Herz gelb und rot werden. Ich bat ihn zu sagen: »Mein gelb-rotes Herz, ich begrüße dich.« Es dauerte jeweils fünf Atemzüge, bis ich ihm nacheinander die nächsten drei Schritte vorsprechen konnte. Auf diese Weise dankte er dem Herzen und nahm es in Liebe an. Als er sagte: »Mein gelb-rotes Herz, ich liebe dich«, verwandelte sich die Farbe in ein tiefes Orange, das Herz fühlte sich für ihn nun wie ein weiches, warmes Tier an, das ihn schützen möchte. Nach einer sehr langen Zeit – vielleicht etwa fünf

Minuten – breitete sich die Wärme in seinen Bauch und bis in sein Gesicht aus. Manuel wurde traurig, doch ich konnte ihn mit den vier Schritten in die Traurigkeit und dann auch durch eine vollständige EKT begleiten, die damit endete, dass er nun das weiche, warme Tier bei jeder gefährlichen Situation rufen kann.

Die Einstellung der EKT-Begleiterin zum Kind

Stellen Sie sich vor, Sie seien das Kind und Sie kämen mit Ihrem Problem zu einer EKT-Begleiterin. Was würden Sie sich von ihr wünschen? Als Kind sind Sie besonders feinfühlig und nehmen schon beim Hereinkommen die Atmosphäre und die Stimmung der Begleiterin wahr. Wie schaut sie mich an, wie begrüßt sie mich, hört sie mir zu, nimmt sie mich ernst, wie stellt sie ihre Fragen? Das alles entscheidet darüber, ob Sie sich als Kind entspannen und öffnen möchten und sich trauen, sich auf die EKT-Begleitung einzulassen. Je mehr Sie als Begleiterin selbst mit sich im Einklang sind, je weniger Sie etwas erreichen wollen, desto offener, aufmerksamer und entspannter wird die EKT-Begleitung ablaufen.

Verbinden Sie sich mit etwas, was Ihnen Kraft gibt oder heilig ist

Nachdem Sie das Kind in die Entspannung geführt haben, bitten Sie es, sich mit etwas zu verbinden, was ihm Kraft gibt. Tun Sie das gleichzeitig auch für sich selbst. Für manche mag es Jesus, Buddha oder Allah sein, mit dem sie sich verbinden, für andere ist es der Große Geist, ein Licht oder ein Baum. Was Sie wählen, ist nicht entscheidend, wesentlich ist Ihre innere Verbindung zu einer höheren, größeren Kraft. Sehen Sie sich als Kanal, durch den diese Kraft fließt, und genießen Sie es, nichts tun zu müssen.

Sie sprechen dem Kind einen Schritt vor und vertrauen darauf, dass der Prozess der Veränderung im Kind selbst stattfindet.

Fühlen Sie Empathie

Empathie bedeutet in diesem Fall, die Perspektive des Kindes einzunehmen und seine Empfindungen zu verstehen, ohne jedoch darin zu versinken oder besserwisserische Ratschläge zu geben. Das fällt umso leichter, je mehr Sie während einer Begleitung in jedem Menschen das kleine Kind sehen können, das verzweifelt nach Liebe gesucht und sie nicht bekommen hat. Das um sich schlägt, um sich zu schützen. Das verletzt wurde und diese Verletzung nie wieder spüren will. Das sich aus Verzweiflung eine harte Schale zugelegt hat und sich nicht traut, den Schmerz und die Angst, die unter der Schale stecken, zu zeigen. Es ist der kleine Junge, das kleine Mädchen, der/das nicht glaubt, dass er/sie liebenswert ist, der/die fürchtet, nicht akzeptiert zu werden und Teile von sich selbst ablehnt. Erfährt das Kind ausschließlich Bestrafung, wird es in seiner Ablehnung bestärkt – und das ist das Gegenteil von dem, was es sich wünscht und was ihm helfen würde. Ärgert es sich beispielsweise über seine Wut, hat es auf einmal doppelten Ärger. Fürchtet es sich vor der Angst, bekommt es Angst vor der Angst und gerät in Panik. Und in dieser Ausweglosigkeit werden sich seine Aggressionen gegen andere und gegen sich selbst verstärken. Es gibt Jugendliche, die sich ritzen, depressiv werden, sich selbst gefährden (etwa durch S-Bahn-Surfen) oder sie denken daran, sich selbst zu töten.

Wenn es Ihnen jedoch gelingt, den Jungen oder das Mädchen anzunehmen, wie es ist, schafft das eine emotionale Verbindung zwischen Ihnen und dem Kind. Dadurch helfen Sie ihm, nicht mehr vor seinen ungeliebten Gefühlen weglaufen zu müssen, sondern sie mit Respekt zu behandeln und mit den vier Schritten zu verwandeln.

Auch den Eltern und Bezugspersonen eines »schwierigen« Kindes Wertschätzung und Anerkennung zu geben, wird Ihnen nicht schwerfallen, wenn Sie davon ausgehen, dass diese in der Regel ihr Bestes geben. Wenn eine Bezugsperson denkt, dass sie an dem Verhalten des Kindes nichts ändern und das Kind selbst eigentlich auch nichts bewegen kann, oder wenn die Angst vor der zukünftigen Entwicklung sie lähmt, kann sie sich nicht anders verhalten. Es gelingt ihr einfach nicht, liebevoller, geduldiger und vertrauensvoller zu sein. Umso dankbarer wird sie darauf reagieren, wenn Sie ihr einfühlend Mut machen und ihr Ihre Unterstützung anbieten.

Betrachten Sie sich als Begleiterin

Vertrauen Sie darauf, dass die Antworten auf die Fragen des Kindes schon in seinem Unbewussten angelegt sind. Sie als Begleiterin unterstützen das Kind mithilfe der vier Schritte dabei, diese Antworten in sein Bewusstsein zu holen und damit zu arbeiten. Sobald das Kind eine Lösung gefunden hat, fühlt es sich selbst verantwortlich – und das gibt ihm Selbstvertrauen. Es muss nicht mehr irgendjemandem die Schuld für seine schwierige Situation geben oder sich weiter als Opfer fühlen, sondern steht klar zu seinen Handlungen und darf sich immer stärker als aktiver Gestalter seines Lebens fühlen.

Eine EKT-Begleiterin schickte uns einen Brief, in dem sie von ihren Erfahrungen mit der EKT berichtete. Wir haben uns sehr darüber gefreut, denn wir hätten es nicht besser ausdrücken können, was wir mit unserer Methode auch oft erleben. In dem Schreiben hieß es:

»Ich dachte mir, während ich eine Begleitung gab: ›Es ist soooo leicht, damit Kindern zu helfen.‹ Ich bin ja jemand, der mit seinen Energien nicht richtig haushalten kann und alles Negative der anderen aufsaugt und ihnen dann meine positive Energie schenkt, sodass für mich nichts mehr bleibt. Dieses Problem habe ich bei der EKT gar nicht! Ich bleibe bei mir und der andere ist bei sich, es gibt keine Verschmelzung.

Nach meiner Erfahrung wurde die Begleitung besonders leicht für mich, je mehr ich dem Prozess vertrauen und ganz bei mir bleiben konnte. Ich hielt mich an die vier Schritte, mischte mich nicht mit meinen Vorstellungen ein und staunte über die Antworten, die aus dem Munde des Kindes kamen.

Ich finde es wunderbar, mich einfach entspannt zurücklehnen zu dürfen, mich mit etwas Höherem zu verbinden und zu spüren, wie sich ein gemeinsames Energiefeld um uns bildet, in dem sich das Kind sicher fühlen kann und ganz von allein zu seinen eigenen Lösungen findet.

Am Ende einer Begleitung habe ich nichts von meiner Energie weggegeben, sondern fühle mich eher energetisch aufgeladen, weil eine Sitzung immer positiv endet. Ich empfinde das als Geschenk für mich wie für das Kind.«

Fallbeispiele mit Kindern

Unsere zahlreichen Fallbeispiele sollen Ihnen zeigen, wie nah Kinder an dem gerade Erlebten sind. Ihre auftretenden Probleme sind oft noch unmittelbar und leicht in Verbindung mit einem bestimmten Erlebnis zu bringen. Voller Fantasie, Farben und Bilder betrachten sie ihren inneren wie äußeren Konflikt und finden – oft in einer einzigen EKT-Sitzung – eine Lösung. Manchmal sind es schier unglaubliche Bilder, doch sie wurden tatsächlich von den Kindern so erlebt, wie wir sie hier dokumentiert haben. Doch wie kann das geschehen? Das möchten wir gerne am Fallbeispiel von Jana »Das Krokodil auf meiner Schulter« erklären.

Fallbeispiele verstehen: Das Krokodil auf meiner Schulter

»Eine meiner frühesten Erinnerungen an die EKT ist die an einen Sommertag, als ich sieben Jahre alt war: Unsere ganze Familie machte einen Ausflug zu einem Badesee mitten im Wald. Ich war schon in dem Alter eine gute Schwimmerin und gerade in einen Schwimmverein eingetreten. An solch einem unbewachten See war ich allerdings noch nie gewesen. Sobald wir angekommen waren, zog ich mein Kleid aus, rannte zum Wasser und starrte darauf – es war kaum etwas darin zu erkennen, so wie ich es vom Schwimmbad gewohnt war – dunkel, tief und unheimlich erschien es mir. Angst kroch in mir hoch und Bilder tanzten vor meinen Augen von Seeungeheuern, Krebsen und Seeschlangen. Wie gelähmt stand ich am Ufer, unfähig, meinen Fuß ins Wasser zu setzen. Meine Tante kam hinzu, spürte meine Unsicherheit, lachte und versuchte mich hineinzuziehen. ›Ich kann nicht, ich hab Angst‹, sagte ich. ›Wovor hast du denn Angst?‹ fragte sie. ›Ich weiß nicht, und wenn da ein Tier im Wasser ist?‹ Meine Tante versuchte auf die übliche Weise der Erwachsenen, mir meine Furcht auszureden, indem sie Argumente heranzog wie: ›Hier gibt es doch keine Krokodile, die leben nur da, wo warmes Wasser ist. Hier ist es ihnen viel zu kalt.‹ Doch je mehr meine Tante und dann auch noch die anderen um mich herum auf mich einredeten, desto stärker wurde meine Angst. Als sie mich dann spielerisch ins Wasser ziehen wollten, fing ich an zu schreien, drehte mich um und rannte weg. Meine Tante folgte mir zu unserem Platz, wo mich meine Oma erschrocken umarmte und wir uns erst einmal gemeinsam auf die Decke kuschelten. Und nun durfte ich meine erste bewusste EKT erleben. Sie bat mich, meiner Atmung nach innen zu folgen und wahrzunehmen, wo in meinem Körper ich die Angst am meisten spüren konnte.

Ich schloss die Augen und antwortete: ›Mein Bauch tut weh.‹ Dann fragte sie mich: ›Möchtest du mal sagen: Hallo, meine Angst im Bauch, ich begrüße dich?‹ Das tat ich und prompt tauchte vor meinem inneren Auge ein Krokodil auf. Meine Oma meinte zu mir: ›Nun darfst du sagen: Hallo, Krokodil, ich begrüße dich‹ – Es wurde noch größer, es war eckig, rot, mit einem riesigen Maul und scharfen Zähnen. Ganz bestimmt würde es nach meinem Bein schnappen, wenn ich ins Wasser ginge. Trotzdem sprach ich meiner Oma nach: ›Hallo Krokodil, ich danke dir, dass du dich zeigst‹. Daraufhin machte es sein Maul zu, legte seinen Kopf schief und schaute mich an. Und nachdem ich zum Krokodil sagte: ›Hallo, Krokodil, ich hab dich lieb‹, schrumpfte es zusammen, bis es fast so klein war wie mein Kaninchen. Ich musste lachen, denn meine Angst vor ihm war auch geschrumpft, und mein Bauch drückte auch schon viel weniger. Nun bat mich meine Oma noch zu fragen: ›Hallo, Krokodil, kann ich etwas für dich tun?‹ Es dauert eine Weile, bis ich von ihm hörte: ›Ich möchte bei dir bleiben‹. Ich war erstaunt und wollte von ihm wissen: ›Wie soll das denn gehen?‹ Da setzte es sich auf meine Schulter, und weil es sich für mich gut anfühlte, war ich damit einverstanden. Ich öffnete meine Augen, stand auf und fragte das Krokodil: ›Magst du mitkommen zum See?‹ Es antwortete, es käme gern mit und würde mich beschützen. Dadurch fühlte ich mich sogar sicherer als zuvor und lief zum Wasser. Ich redete weiter mit dem kleinen imaginären Krokodil und traute mich nun langsam ins Wasser hinein. Der See war mir zwar immer noch ein bisschen unheimlich und fremd, aber ich wollte schwimmen und war froh, dass ich statt der Angst nun einen Beschützer bei mir hatte.«

Die siebenjährige Jana erlebt alles gleichzeitig: die Freude über den Sommertag, das Kribbeln der Angst im Bauch vor dem Unbekannten, die Fantasie von Ungeheuern in den Tiefen des Sees. Ihre Gedanken und Gefühle sowie die körperlichen Regungen sind dabei so eng miteinander verflochten, dass sie sie nicht voneinander trennen kann: War erst der Gedanke an das Krokodil da oder die Angst oder der Druck im Bauch?

Betrachten wir einmal diesen bemerkenswerten Vorgang bei Jana: Da nimmt ihr visueller Sinn die Beschaffenheit der Umwelt wahr: »Das Wasser ist trübe.« Im Bruchteil einer Sekunde wird diese Wahrnehmung als unheimlich und gefährlich eingestuft und der Emotionalkörper reagiert mit Angst. Verschiedene Hormone werden ausgeschüttet, elektrische Impulse jagen durch den Körper und versetzen ihn in Alarmbereitschaft. Im Gehirn formen sich Gedanken, Bilder und Szenarien, um dem ganzen »Unglaublichen« Ausdruck verleihen zu können. Jana projiziert ihre innere Angst nach außen, erfindet das Krokodil und andere Ungeheuer und liefert damit eine Erklärung, warum sie sich auf gar keinen Fall in die unbekannte Gefahr stürzen kann. Angst ist ja als Allererstes eine sehr gesunde, lebensschützende Reaktion;

sie kann aber auch, wie in diesem Fall, in Panik ausarten und die Freude am Neuen – am Schwimmen im See – überlagern und blockieren.

Emotionen steigen aus dem großen Speicher des Unbewussten auf, sie lassen sich rational oft nicht fassen – schon gar nicht von Kindern. Jana ist deshalb den Erklärungen der Umstehenden, hier gäbe es keine Krokodile, nicht zugänglich. Ganz im Gegenteil führen diese Beschwichtigungen und Belehrungen eher zu Widerstand und verstärken ihre Abwehr sogar noch, da sie jetzt nicht nur die Angst – für Jana so real wie ein wirkliches Krokodil – spürt, sondern sich darüber hinaus auch noch in die Enge getrieben fühlt.

Mithilfe der vier Schritte der Emotionalkörper-Therapie kann Jana die anfänglich für sie bedrohliche Situation anders betrachten und für sich eine Lösung finden, mit den widersprüchlichen Gefühlen umzugehen, anstatt dabei stehen zu bleiben, das Unerwünschte abzuwehren. Die Veränderung besteht in dem inneren emotionalen Erleben, dass das Krokodil sie jetzt beschützt statt angreift. Die Vorfreude auf das Baden ist wieder freigelegt; der Mut, dem Unbekannten aktiv zu begegnen, schafft Selbstvertrauen und vor allem: Sie selbst hat entschieden und gehandelt.

Anders hätte es ausgehen können, wenn Jana nicht die Möglichkeit bekommen hätte, die Angst als einfaches Warnsignal wahrzunehmen, sich einer neuen Situation mit Vorsicht zu nähern, sondern sie abgespalten, verdrängt oder überspielt hätte. Womöglich hätte sich das Unbehagen in weiteren Situationen wiederholt, und die Assoziation von Wasser und schwimmen gehen als »unangenehmes Gefühl« wäre geboren. Die Gedanken wären dann nicht: »Oh, das Wasser ist hier noch trüber, wie gehe ich damit um?«, sondern das Ungeheuer würde immer größer und erschiene plötzlich auch im klaren Wasser des Schwimmbades. Oder sie begänne, solche Situationen nach Möglichkeit zu vermeiden, redete sich z.B. ein, sie würde einfach nicht gern schwimmen. Irgendwann wüsste sie womöglich gar nicht mehr, wann und wobei diese Angst überhaupt entstanden war, – das Bild von Ungeheuern wäre verschwunden; als Jugendlicher oder Erwachsener fühlt man sich in der Regel zu alt für »Ungeheuer«, das Bewusstsein braucht eine andere Erklärung. Also erfindet man scheinbar rationale Gründe: »Schwimmen macht mir keinen Spaß«, »Im See zu baden ist unhygienisch«, »Es ist mir zu laut im Schwimmbad«, »Ich mag mich nicht öffentlich leicht bekleidet zeigen« usw.

Wenn diese Konflikte und Gefühle über längere Zeit verdrängt oder abgespalten wurden – sich sozusagen verselbstständigt haben, treten sie losgelöst von einer tatsächlichen Situation nur noch in unserem Kopf als Bedrohung in den unterschiedlichsten Erscheinungsbildern auf: als Phobien, Albträume, Bettnässen, Kopfschmerzen, Waschzwang, Ritzen, Drogenkonsum, Nägelkauen usw. Selten kann sich dabei ein Jugendlicher oder sogar inzwischen Erwachsener an die eigentliche Ursache, die auslösende(n) Situation(en) erinnern. Eins jedoch ist klar: Wenn bestimmte Gefühle verdrängt wurden, suchen diese sich woanders ein Ventil.

Die Emotionalkörper-Therapie bietet die Möglichkeit, schon in der Kindheit die zahlreichen Erlebnisse des Lebens zu verarbeiten, sich selbst in Körper, Geist und Seele kennen und annehmen zu lernen und sich selbst zu vertrauen.

EKT mit kleinen Kindern

Der Sturz aufs Knie (2 Jahre)

Schorschi liebt es zu rennen. Je schneller, je besser. Als er einmal hinfiel, war er kurz verdutzt, dann schaute er auf sein Knie, und als so ganz zart das Blut aus der Schürfwunde sickerte, fing er heftig an zu weinen. Aua! Seine Mutter wollte ihn erst aufheben und trösten, wählte dann aber einen anderen Weg.

Sie hockte sich zu Schorschi und meinte zu ihm: »Sag doch

mal ›Hallo, mein Aua‹!« Sein Weinen wurde weniger und er wiederholte total süß: »Hallo, Aua.« Dann sprach sie ihm vor: »Mein Aua, danke.«

»Aua danke, aua danke«, wiederholte er ganz brav. Und dann folgte: »Und jetzt sag mal ›Hallo, mein Aua, ich hab dich lieb.‹« Das konnte er aber doch noch nicht sagen.

Da fiel ihr ein, dass sie vor Kurzem ein Video mit einem englischen Baby gesehen hatten, und deshalb forderte sie ihn auf: »Dann sag mal ›Hallo, mein Aua, I love you-u-u-u-u‹«, mit ganz langgezogenem »U«. Daraufhin fing Schorschi an zu kichern, weil das doch so komisch war. Sein Knie war vergessen, seine Tränen versiegten und die Welt war wieder in Ordnung.

Magen-Darm-Infekt (3 Jahre)

In der Nacht bekam Larissa eine heftige Magen-Darminfektion mit Erbrechen und hohem Fieber. Das kleine Wesen hatte so etwas in dieser Heftigkeit noch nie erlebt und war entsprechend aufgeregt. Sie schrie jedes Mal, wenn sie erbrechen musste und versuchte, dagegen anzugehen, indem sie versuchte, es herunterzuschlucken und geriet regelrecht in Panik, weil es ihr nicht gelang. »Nein, nicht kotzen«, schrie sie unentwegt.

»Jetzt sagen wir mal zusammen: Hallo, Kotzen (ich nehme immer den Begriff, den das Kind mir anbietet), ich begrüße dich.« Sie atmete einmal tief durch und wir wiederholten den Satz. Ich wartete drei Atemzüge und sagte: »Hallo, mein Kotzen, danke dass du dich zeigst«. Ich fügte hinzu: »Die will raus aus deinem Bauch und dann ist alles vorbei.« Ich spürte, wie Larissa mir zuhörte und ruhiger wurde. Nach drei weiteren Atemzügen sagte ich zu ihr: »Magst du mal sagen: Hallo, meine Kotze, ich hab dich lieb?« Sie tat es und musste dabei fast lachen. Und das Gute an diesem Moment der Entspannung war, dass sie endlich loslassen konnte. »Jetzt kannst du mal fragen: Meine Kotze, kann ich etwas für dich tun?« »Ja, sie ist jetzt draußen, mein Bauch sagt, leg dich hin.« Sie tat es und schlief erschöpft ein. Das Fieber sank, ihre Selbstheilungskräfte hatten gesiegt.

Gespenster (5 Jahre)

Titus hat starke nächtliche Schlafstörungen. Fast jede Nacht sieht er Gespenster aus der Wand kommen. Sie spucken Öl auf ihn, das sie zuvor aus dem Auto der Mutter abgesaugt hatten.

Kaum hat sich Titus in der EKT-Begleitung entspannt, die Augen mit einem Tuch bedeckt, fängt er an zu sprechen: »Die Gespenster sind nur in meinem Kopf.« Die Begleiterin fragt ihn: Möchtest du mal sagen: »Hallo, Gespenster in meinem Kopf, ich begrüße euch«? Titus tut es und fährt fort: »Sie halten still und schauen mich an.« Nach einigen Atemzügen bittet die Begleiterin Titus, ihr nachzusprechen: »Danke, Gespenster, dass ihr da seid.« Er wiederholt auch das und erzählt: »Sie machen Grimassen, wie beim Fasching albern sie rum.« Die Begleiterin lässt Titus weiter ruhig atmen und bittet ihn dann zu sagen: »Meine albernen Gespenster in meinem Kopf, ich nehme euch in Liebe an.« Titus wiederholt den Satz und schweigt lange Zeit. Nach dem letzten gesprochenen Satz »Was kann ich für euch tun?« hört er in sich die Antwort: »Ich soll sie aufzeichnen, so wie ich sie sehe. Und dann soll ich sie mit einem roten und schwarzen Stift einfach durchstreichen.« Daraufhin schlägt die Begleiterin vor: »Möchtest du das jetzt gleich mal in deiner Vorstellung tun?« Titus ist einverstanden, malt in Gedanken drei Gespenster und streicht sie in seiner Vorstellung durch. Er hat sichtlich Spaß daran. »Jetzt sind sie alle weg und ich hab keine Angst mehr vor ihnen.« Die Begleiterin fragt ihn: »Und wenn da keine Angst mehr ist, gibt es an der Stelle vielleicht ein anderes Gefühl?« Titus lacht und ruft: »Ja, ich fühl mich leicht wie eine Feder von einem Vogel!« »Dann darfst du mal sagen: ›Hallo, meine leichte Feder, ich begrüße dich.‹« Und als Titus sagt: »Hallo, meine leichte Feder, ich nehme dich in Liebe an«, meint er: »Ich bin auch eine Feder, der Wind bewegt mich hin und her, das fühlt sich lustig an.« Die Begleiterin schweigt ein paar Minuten lang, damit Titus das leichte Gefühl in sich genießen kann. Und weil von Titus auch keine Bemerkung mehr kommt, hat sie das Gefühl, dass die Begleitung allmählich dem Ende entgegengeht. Vorher will sie aber noch von ihm wissen: »Möchtest du vielleicht, bevor wir aufhören, noch das Lustigsein begrüßen?« Diese Idee findet Titus super und plaudert von sich aus: »Mein Lustigsein im Bauch und in der Brust, ich begrüße dich«, »ich freu mich, dass du da bist«, »ich hab dich lieb«, »was kann ich für dich tun?« Die Antwort kommt sehr schnell aus seinem Mund: »Na, das soll bei mir bleiben,« Die Begleiterin: »Magst du es ihm mal sagen?« Titus: »Ja, es ist in meine Brust reingegangen und da kann es bleiben«. Die Begleiterin möchte nun wissen: »Ist das leichte Gefühl auch noch da?« Titus sagt: »Ja, das kann auch in meine Brust kommen. Das fühlt sich gut an mit dem Lustigsein und dem leichten Gefühl.« Er sagt: »Danke«, setzt sich auf und will jetzt malen.

Papier und Stifte liegen bereit. Titus malt zuerst drei Gespenster, so, wie er sie im Kopf gesehen hat. Dann nimmt er zuerst den roten Stift und streicht die Gespenster mehrmals durch. Dann greift er zum schwarzen Stift und fährt solange über die Gespenster hinweg, bis so gut wie gar nichts mehr von ihnen zu erkennen ist. Dann verlangt er nach einem zweiten Blatt Papier und auf das malt er eine rosa Feder und rundherum in Rot, Blau, Grün und Gelb das »Lustigsein«. Das erste Bild überlässt er der Begleiterin, das zweite Bild will er bei sich zu Hause aufhängen.

Es tut Titus gut, am Ende seiner Begleitung den positiven, stärkenden Gefühlen ganz viel Raum und Zuwendung zu geben. Durch das eigene Malen wird seine innere Veränderung für ihn auch äußerlich sichtbar. Es hilft ihm, dem Angst machenden Gefühl, das die Schlafstörungen verursacht hat, die Kraft zu nehmen und sich stattdessen das Lustigsein und das leichte Gefühl als Feder immer wieder in Erinnerung zu rufen.

Albtraum Schlange (3 Jahre)

Anna wacht eines Nachts schreiend aus einem Albtraum auf. Sie hat geträumt, dass eine Schlange unter ihrem Bett sei. Ohne weitere Einleitung fragt die Mutter: »Wollen wir mal sagen: ›Hallo, Schlange, ich begrüße dich‹?« Anna hat nichts dagegen und meint nach einem Moment der Stille: »Die Schlange schaut mich an und bewegt sich nicht.« Die Mutter fährt fort: »Hallo, Schlange, danke, dass du dich zeigst.« Anna wiederholt den Satz und sagt: »Jetzt wird sie kleiner.« Nach dem dritten EKT-Schritt – »Hallo, Schlange, ich hab dich lieb« – berichtet Anna: »Die Schlange sagt mir, dass sie zu mir gekommen ist, um mich vor bösen Geistern zu schützen.« Auf die Frage: »Kann ich etwas für dich tun?«, antwortet die Schlange: »Ja, lass mich einfach bei dir bleiben, dann werde ich alles wegbeißen, was böse ist.« Damit ist Anna zufrieden. Sie sagt noch: »Danke, liebe Schlange«, dreht sich auf die Seite und schläft wieder ein.

In bestimmten Situationen reicht es manchmal, ohne besondere Einleitung die vier Schritte nacheinander zu sprechen, um eine Veränderung der Gefühle und Gedanken zu bewirken. Interessant ist in der Geschichte von Anna die Umkehrung: Aus dem, was Angst gemacht hat, wird etwas, das Schutz gibt.

Bauchkrämpfe (6 Jahre)

Leonie hat seit zwei Jahren Bauchschmerzen. Organisch kann der Kinderarzt nichts finden, deshalb schickt er Leonie mit ihren Eltern zu einem Therapeuten, der mit der Emotionalkörper-Therapie gute Erfahrungen gemacht hat und sie deshalb bei Kindern gerne anwendet.

Leonies Bauchkrämpfe belasten die gesamte Familie, weil alle Aufmerksamkeit auf ihre »Krankheit« gerichtet ist. Bei der telefonischen Terminabsprache bittet der Therapeut die Mutter, besondere Fähigkeiten Leonies sowie alles, was beiden Freude bereitet, aufzuschreiben. Mit dem ersten Punkt hat die Mutter keine Schwierigkeiten, denn Leonie ist hochintelligent, kann lesen, schreiben und einfache Rechenaufgaben lösen. Mit der zweiten Bitte tut sie sich schon etwas schwerer, weil der Spaß miteinander im letzten Jahr eindeutig zu kurz gekommen ist.

Am vereinbarten Termin betreten Vater, Mutter und Tochter den Raum und suchen sich einen Platz auf der Bank, wo es für alle am bequemsten ist. Leonie sitzt auf dem Schoß der Mutter.

Der Begleiter fragt Leonie: »Weißt du denn, warum du mit deinen Eltern zu mir gekommen bist?« »Ja«, antwortet Leonie, »weil ich Bauchschmerzen habe, der pikt immer.« »Hmm, und wo fühlst du die Bauchschmerzen?« Leonie legt ihre Hand auf den Bauch und schaut den Begleiter an. Weil Leonie nichts sagt, fragt er weiter: »Magst du mal deinen Bauch streicheln, wo es so gepikt hat?«

Leonie kreist viele Male mit der Hand auf ihrem Bauch. Der Begleiter zeigt sein Mitgefühl, indem er sagt: »Oh, der hat es aber gut, so möchte ich auch gerne gestreichelt werden. Magst du mal zu deinem Piken im Bauch sagen: ›Hallo, mein Piken, ich kann dich fühlen?‹« Leonie schließt kurz die Augen und wiederholt seine Worte tonlos nur mit Lippenbewegungen. Nach etwa drei Atemzügen wiederholt Leonie in der gleichen Weise die Sätze zwei und drei: »Hallo, mein Pieken im Bauch, danke, dass du dich zeigst.« »Hallo, mein Bauchpiken, ich hab dich lieb.« Der Begleiter sagte zu ihr: »Ich kann dich zwar nicht hören, aber dein Bauch hört dich bestimmt! Wenn du fertig bist, kannst du mit der Hand winken.« Das tut Leonie. Jetzt bittet der Begleiter Leonie, noch den vierten Satz nachzusprechen: »Und wenn du magst, fragst du: ›Mein Bauchpiken, kann ich etwas für dich tun?‹« Leonie spürte eine Weile in ihren Bauch hinein und meint dann: »Ja, ich soll ihn abends immer streicheln und Mama auch und Papa, wenn er da ist.« Der Begleiter fügte bestätigend hinzu: »Alle in diesem Raum haben es gehört, und der Bauch darf sie rufen, wenn er es wünscht. Magst du dich mal bei ihm bedanken?«

»Danke, lieber Bauch, dass du uns das gesagt hast!« Der Begleiter meinte: »Und weil wir jetzt langsam zum Abschluss kommen, wünscht sich dein Bauchweh sonst noch etwas von dir?« Leonie erwidert: »Nein, da ist gar kein Bauchweh mehr, mein Bauch ist ganz weich und warm.« Leonie öffnet ihre Augen und strahlt. Und da bei diesem Begleiter immer Papier, Malstifte und Knete bereit liegen, greift Leonie zur Knete und beginnt daraus etwas zu formen. Alle sitzen still daneben und warten, bis Leonie verkündet: »Das ist mein Herz, das nehme ich mit nach Hause. Das erinnert uns daran, den Bauch zu streicheln.«

Die Eltern verabschiedeten sich sichtlich berührt mit den Worten: »Danke, das haben wir nicht erwartet. Wir wussten gar nicht, dass man sich auch so dem Bauchschmerz gegenüber verhalten kann.«

Ein zweiter Termin wurde verabredet, falls die Bauchschmerzen wieder lästig werden sollten. Darauf wartet der Therapeut noch heute.

Leonie hat eine Lösung gefunden, durch die sie sich selber Zuwendung geben kann, aber auch Streicheleinheiten von Vater und Mutter bekommt. Körper und Seele von Leonie bekommen das, was sie am meisten brauchen: körperliche Berührung und Liebe.

ADHS 1 (8 Jahre)

Der achtjährige Pepe lebt bei seiner alleinerziehenden Mutter. Die ärztliche Diagnose lautet ADHS, eine Psychotherapie in einer Klinik blieb erfolglos. Der behandelnde Kinderarzt schlägt daraufhin eine Tagesklinik vor. Bevor Pepe dort aufgenommen werden kann, bekommt er zur Abklärung des momentanen Entwicklungszustandes noch ergotherapeutische Behandlung.

Am auffälligsten bei Pepe sind sein Aufmerksamkeitsdefizit, körperliche Unbeholfenheit und seine Schwierigkeit, Kontakte zu knüpfen und Freunde zu finden. Pepe selbst hat darüber hinaus das Gefühl, die Lehrerin möge ihn nicht. Im Vorgespräch äußert er, dass er die Aufmerksamkeit als Erstes ansprechen möchte.

Der Begleiter beginnt die erste EKT-Begleitung mit der Frage: »Pepe, such dir mal ein Plätzchen im Raum, wo du es dir richtig bequem machen kannst. Wo möchtest du am liebsten sitzen oder liegen?« Pepe zieht die Mutter zu sich auf die weiche Matte, sie legen sich nebeneinander und berühren sich.

»Ruckelt euch noch etwas zurecht, und schaut mal, ob es noch gemütlicher geht, so als würdest du einschlafen wollen.« Daraufhin äußert Pepe den Wunsch, mit einer Decke zugedeckt zu werden. Dann schließt er seine Augen. »Pepe, kannst du spüren, wie die Luft durch deine Nase in deinen Körper hinein fließt?« Pepe antwortet mit einem »Hmmm«. »Mit deiner ganzen Aufmerksamkeit verfolgst du die Luft durch deinen Körper hindurch, du spürst, wie sich dein Brustkorb bewegt, mit jedem Atemzug wirst du lockerer und entspannter. Und jetzt sagst du: ›Meine Aufmerksamkeit, ich begrüße dich‹, ›Meine Aufmerksamkeit, danke, dass du dich zeigst‹, ›Meine Aufmerksamkeit, ich nehme dich in Liebe an‹ und ›Meine Aufmerksamkeit, kann ich etwas für dich tun?‹.« Pepe spricht alle Sätze mit einigen Atemzügen Pause dazwischen nach, schweigt aber ansonsten. Auch lange Zeit nach der letzten Frage passiert nichts – bis er schließlich sagt: »Ich sehe grün – Grün ist meine Lieblingsfarbe.« Der Begleiter fragt: »Magst du deine Lieblingsfarbe begrüßen und zu ihr sagen: ›Mein Lieblings-Grün, ich begrüße dich‹?«

Pepe spricht diesen und auch die anderen drei Schritte nach und meint nach dem letzten Schritt: »Das Grün braucht mehr Platz, es ist ganz eingequetscht. Und es ist voller Grimm.« Der Begleiter fragt ihn: »Wie kannst du dem Grün mehr Raum geben?« Pepe erwidert: »Ich hole Luft und da wird es ganz grün innerlich und außen um mich herum.« »Möchtest du, dass das Grün bei dir bleibt?« »Na klar, ich hole Luft, und dann ist es da und beschützt mich von innen. Und dann kann ich noch ein grünes Hemd anziehen, wenn ich in die Schule gehe, und grüne Schuhe und überhaupt ganz viel Grün in mich hineinessen, so etwas wie Salat, und um mich herum machen«, sprudelt es aus Pepe heraus.

Er ist Feuer und Flamme bei der Idee, seine Lieblingsfarbe in allen Facetten zu sich zu holen. Er bedankt sich und öffnet strahlend seine Augen. Auch bei seiner Mutter ist die anfängliche Anspannung gewichen, sie wirkt motiviert und überlegt sich, wie auch sie die Farbe Grün in ihren ganz normalen Alltag zu sich nach Hause holen könne.

Eine Woche später kommt Pepe allein, ohne seine Mutter, zur zweiten EKT-Sitzung. Zu Beginn dieser Stunde darf Pepe wählen, was er machen möchte. Nach einigem Herumtoben, Schaukeln und Klettern signalisiert er, dass er nun bereit sei, sich für die EKT auf die Matte zu legen. Er schließt seine Augen, verfolgt mithilfe des Begleiters aufmerksam seine Atmung in den Körper hinein und entspannt sich dabei. Nach einer Weile fragt der Begleiter ihn: »Was nimmst du in deinem Körper wahr?« Pepe antwortet: »Ich sehe Max vor mir, den möchte ich fragen, ob er mein Freund sein will, aber ich traue mich nicht, weil ich Angst habe, dass er Nein sagt.«

Daraufhin schlägt der Begleiter vor: »Möchtest du mal sagen: ›Meine Angst, ich begrüße dich‹?«

Damit ist Pepe einverstanden und spricht dem Begleiter alle vier Schritte nach. Nach dem letzten Schritt – »Was kann ich für dich tun?« – meint er: »Da kommt nichts.« Daraufhin schlägt der Begleiter vor: »Möchtest du um Hilfe und Unterstützung bitten?«

Pepe erwidert: »Ja!« Nach einer kurzen Pause erzählt er: »Da kommt ein grünes Männchen, das sieht lustig aus und lacht mich an. Meine Angst ist weg, wir gehen zusammen zu Max. Max lacht mich an und fragt: ›Spielst du mit mir Fußball?‹ Ich sehe, wie wir beide Fußball spielen, und jetzt kommen noch mehr Jungs dazu und fragen, ob sie mitspielen dürfen. Ich fühle mich frei und stark. Das grüne Männchen will immer kommen, wenn ich es rufe. Das werde ich bestimmt tun.«

Er genießt noch ein paar Minuten dieses positive Gefühl, bevor er die Sitzung selbstständig beendet.

Für Pepe ist es sehr hilfreich, das Grün, das für ihn mit positiven Emotionen verbunden ist, zu verstärken. Seine Mutter unterstützt ihn nach Kräften darin. Zusätzlich ermuntert der Begleiter die Mutter dazu, die vier Schritte der EKT mit Pepe durchzugehen, wenn er ein Problem benennt oder sich mit einer ungewohnten Situation auseinandersetzen muss.

ADHS 2 (9 Jahre)

Bei Lukas wurde ADHS diagnostiziert. Die erste Klasse hat er in der Tagesklinik eines Bezirkskrankenhauses zugebracht. Seit der zweiten Klasse besucht er eine Regelschule, allerdings funktioniert das nur mithilfe einer ständigen Schulbegleiterin. Als er zur EKT-Begleitung kommt, besteht das aktuelle Problem darin, dass er als sehr aggressiv und schwierig gilt. Die Mutter wünscht sich einen besseren Umgang miteinander, außerdem möchte sie, dass Lukas die Kinder seiner Klasse besser behandelt. Zur Emotionalkörper-Therapie kommt Lukas auf Anraten des Kinderarztes.

Nach der Entspannungsphase erzählte Lukas dem EKT-Begleiter, was er in sich wahrnimmt: »Da ist eine zehn Zentimeter dicke Erdschicht um meinen ganzen Körper herum.« Er begrüßt diese und dankt ihr, dass sie sich zeigt. Dann meint Lukas: »Sie ist warm und war schon immer da, aber auch dunkel und hart, und sie isoliert mich.«

Bei der Frage »Was kann ich für dich tun?« kommt erst mal gar nichts, sodass der Begleiter Lukas vorschlägt, um Hilfe und Unterstützung zu bitten. Das tut er, und nach einer Weile kommt ein Schutzengel zu ihm, der dabei hilft, diese Schicht abzubauen. Lukas stellt fest: »Es wird genau zwei Tage dauern, bis der Engel damit fertig ist, und ich will ihn dabei auf keinen Fall stören.«

Auf die Frage »Kann ich noch etwas für dich tun, Engel?«, antwortet dieser: »Ruf mich jeden Morgen und Abend und schau zu, wie die Schicht um dich herum immer kleiner wird. Und lass mich bei dir bleiben, denn ich gehöre jetzt zu dir.«

Mit einem Lächeln auf seinem Gesicht verabschiedet sich Lukas. Er wirkt sehr ruhig und konzentriert.

Nach ein paar Tagen berichtet die Mutter dem Begleiter, dass Lukas in der Schule auffallend ruhiger und ausgeglichener wirkt und kaum noch aggressiv reagiert.

Prüfungsangst (8 Jahre)

Finn bekam vom Kinderarzt die Diagnose ADHS. Seine Mutter ist alleinerziehend und sehr unsicher, fast schüchtern. Aktuelle Probleme sind Finns enorme Prüfungsangst und dass er nicht stillsitzen kann.

Finn hat sich gemütlich auf einer Liege ausgestreckt, wird von der Begleiterin mit einer Decke zugedeckt und kann sich entspannen. Um zur Ruhe zu kommen, beobachtet er aufmerksam seinen Atem, wie er in seinen Körper hineinfließt und sanft Brustkorb und Bauch bewegt. Er spürt in seinen Körper hinein und soll dann der Begleiterin sagen, was er in sich wahrnimmt. Finn erzählt: »Ich sehe Zahnräder in meinem Bauch, die arbeiten wie eine Maschine und helfen mir, ganz perfekt zu sein, wenn ich eine Klassenarbeit schreibe.« Er begrüßt die Zahnräder, geht alle vier Schritte durch und sieht, dass er überall in seinem Körper Zahnräder hat, mindestens 10 oder 12. Er sagt: »Ich brauche die aber alle, um immer alle Punkte zu bekommen. Ich habe große Angst, ausgeschimpft zu werden wegen einer schlechten Note.« Die Begleiterin fragt: »Kennst du das, ausgeschimpft zu werden?« Finn antwortet: »Ja.« »Und weißt du noch, wie klein du warst, als du zum allerersten Mal in deinem Leben ausgeschimpft wurdest?« Finn: »Da konnte ich gerade laufen und hab irgendwas umgestoßen, da hat meine Mama ganz laut geschimpft, und das hat in meinen Ohren gedröhnt.« Tränen laufen Finn beim Erzählen die Wangen runter, er schluchzt. Die Begleiterin wartet, bis sich Finn etwas beruhigt hat, dann fragt sie: »Kannst du den kleinen Finn vor dir sehen?« Finn erwidert: »Ja, er hat sich in einer Ecke verkrochen.« Und: »Magst du mal hingehen zu ihm und ihm sagen: 'Hallo, kleiner Finn, ich kann dich gut verstehen, dass du Angst hast, du bist in Ordnung, so wie du bist.« Finn geht zum Kleinen, umarmt ihn und spricht mit ihm. Plötzlich lacht Finn und erzählt: »Der will mit mir spielen, wir spielen Fußball, das macht uns Spaß.« Die Begleiterin ermuntert Finn: »Ihr könnt jetzt so lange spielen, wie ihr wollt. Sag mit nur, wenn ihr fertig seid.« Nach einer langen Zeit meldet sich Finn und meint: »Jetzt sind wir fertig. Aber ich habe immer noch Angst, denn wenn ich aufgeregt bin, dann dreht sich das Zahnrad im Kopf so schnell, dass die anderen auch schneller laufen, und deswegen muss ich in den Schultern zucken.« Die Begleiterin fragt Finn, ob er mal sagen möchte: »Ich bitte um Hilfe und Unterstützung.« Und nachdem er es ausgesprochen hat, sieht er das Christkind, wie es zu ihm kommt. »Jetzt zieht es die Zahnräder aus den Armen raus und baut sie in einen Rasenmäher-Traktor ein. Der kann die gut gebrauchen und auch noch die anderen Zahnräder aus meinem Körper. Aber das dauert.«

»Du hast alle Zeit der Welt« sagt die Begleiterin zu ihm und wartet, bis Finn signalisiert, dass jetzt alle Zahnräder aus seinem Körper raus sind. Dann fragt sie: »Ist der kleine Finn noch da?« Finn meint: »Ja, und der will bei mir bleiben und auf mich aufpassen. Jetzt geht er in mein Herz rein und sagt, dass ich keine Zahnräder mehr brauche, wenn er bei mir ist. Das fühlt sich warm an. Und ruhig im Kopf und lustig im Bauch.« Er geht noch einmal die vier Schritte mit seinen positiven Gefühlen durch und fühlt sie am Ende von den Füßen bis zum Kopf. Finn bedankt sich und geht strahlend Hand in Hand mit seiner Mutter aus dem Raum.

Die Mutter berichtet telefonisch, dass es ihr wie Schuppen von den Augen gefallen sei, als sie hörte, welche Rolle sie bei der Prüfungsangst gespielt hat. Das hätte sie nicht gewusst. Nun fragt sie Finn jeden Tag, ob der kleine Finn und das Christkind noch da sind und wie es den beiden gehe. Sie sieht keine Notwendigkeit, mit Finn wiederzukommen.

Ängste (9 Jahre)

Im Alter von sechs Jahren erlebte Luna ein schweres Trauma. An Heiligabend brannte ihr Haus (ein großer Bauernhof) ab. Wie durch ein Wunder wurde niemand verletzt. Seit dieser Zeit leidet Luna an verschiedenen Ängsten: vor Spinnen, vor Höhen (Leiter, Balkon) und vor Hunden.

Luna kommt mit ihrer Mama zur Begleiterin, die eine Freundin der Mutter ist. Luna möchte neben ihrer Mutter auf dem Sofa sitzen. Beide konzentrieren sich unter Anleitung der Begleiterin auf ihren Atem, spüren ihren Körper immer deutlicher von innen, nehmen Atembewegungen und Geräusche wahr und entspannen sich dabei.

Luna verbindet sich mit ihrem Schutzengel und bittet um Hilfe und Unterstützung. Sie schaut sehr aufmerksam durch ihren Körper und erzählt der Begleiterin: »Ich höre ein Grummeln im Bauch und da drückt auch was drauf.« Die Begleiterin fragt Luna: »Möchtest du zuerst das Grummeln begrüßen oder den Druck auf dem Bauch?« Luna entscheidet sich für das Grummeln und spricht es nacheinander mit den vier Schritten an. »Das Grummeln wird immer stärker und ich sehe ein schwarzes Angstviereck mit spitzen Angstnadeln im Bauch.«

Die Begleiterin ermuntert Luna zu sagen: »Mein Angstviereck und meine spitzen Nadeln, ich begrüße euch.« Luna murmelt: »Eigentlich will ich die weghaben, die tun mir weh.« »Magst du trotzdem mal sagen: ›Ich danke euch, dass ihr euch zeigt?‹« Das tut Luna und sagt staunend: »Sie erzählen mir, dass sie mich schützen wollen: Wenn wieder was Schlimmes passiert, kriege ich Angst und kann weglaufen.« Die Begleiterin bittet nun Luna: »Möchtest du dich dafür mal bei ihnen bedanken?« »Ja, ich danke euch, dass ihr da seid. Und die Angst sagt, dass sie mich auch beschützt hat bei dem schlimmen Brand. Und sie ist ganz wichtig für mich.« »Kannst du mal zu der Angst sagen: ›Meine Angst, ich nehme dich in Liebe an.‹« Es fällt Luna leicht, diesen Satz nach zu sprechen und auch, die Angst zu fragen: »Meine Angst, kann ich etwas für dich tun?« »Die Angst sagt, sie will kleiner werden, aber ich weiß nicht wie.« Luna spricht den Satz der Begleiterin nach: »Ich bitte um Hilfe und Unterstützung.« Da kommt ihr Schutzengel Annabell zu ihr und holt die Angstdinge aus ihrem Bauch heraus. Der Engel hat ganz schön zu tun, das große Angstviereck mit den spitzen Angstnadeln vorsichtig herauszulösen. Luna schaut in Gedanken geduldig zu und wartet, bis sie sehen kann, dass wirklich die letzte Angstspitze auch noch draußen ist. Luna meint: »Jetzt wird mein Bauch ganz warm, er tut mir nicht mehr weh. Aber da ist noch eine dunkle Angstwolke über meinem Gesicht.« Auch der Angstwolke begegnet Luna mit den vier Schritten und sieht nach der letzten Frage: »Was kann ich für dich tun?« wie Annabell, ihr Schutzengel, Sternenstaub auf die Angstwolke streut. Dadurch kann diese sich langsam auflösen. Lunas Gesicht entspannt sich, ihr Mund beginnt zu lächeln, ihre Gedanken werden klar, sie macht einen tiefen Atemzug und meint: »Jetzt habe ich nur noch eine kleine Angst, und die darf bei mir bleiben. Sie sieht aus wie ein wuscheliger Hund, der sitzt an meiner linken Seite und tut nur, was ich ihm sage.«

Angst kann positive wie negative Auswirkungen entwickeln. Sie kann uns vor Gefahren schützen oder zu einem Trauma werden, wie es bei Luna geschehen ist. Durch Dank, Anerkennung und Wertschätzung kann eine übermächtige Angst auch wieder erlöst werden, wenn ein anderer Schutz in der Vorstellung des Kindes an seine Stelle tritt.

EKT mit größeren Kindern

Der hartnäckige Husten (10 Jahre)

Alisa leidet seit Wochen unter starkem Husten, der sich vor allem nachts zeigt. Trotz Einnahme von Hustensaft und Lutschtabletten will er einfach nicht weggehen. Die Mutter hat gerade ein Wochenendseminar in Emotionalkörper-Therapie mitgemacht – und so beschließen Mutter und Tochter, die neue Methode miteinander auszuprobieren.

Alisa legt sich gemütlich aufs Sofa, lässt sich mit einer Decke zudecken und ein Tuch über ihre Augen legen. Fließende Atemzüge bringen Alisa in eine tiefe Entspannung und in ihren Körper hinein. Sie verbindet sich innerlich mit ihrem Schutzengel und spricht ihrer Mutter nach: »Ich bitte um Führung und Unterstützung.«

Die Mutter wartet ein paar Atemzüge lang, bevor sie Alisa bittet: »Schau mal in deinen Körper hinein, was sich zuerst meldet und sag es mir dann.« Alisa hustet: »Mein Hals kratzt.« Die Mutter spricht ihr den ersten Satz und dann die nächsten zwei Sätze der EKT vor, die Alisa, mit jeweils etwa fünf Atemzügen dazwischen, wiederholt. Nach dem Satz: »Ich nehme dich in Liebe an«, meint sie: »Der Hals fühlt sich von innen freier, glatter an.« Nach der Frage: »Was kann ich für dich tun?« sagt sie: »Ich soll warmen Tee trinken.« »Magst du das mal in deiner Vorstellung tun?«, fragt die Mutter. Sie tut es in ihrer Fantasie und sagt nach einer Weile: »Es fühlt sich warm an und macht meinen Bauch warm.« »Magst du dich mal bedanken?« »Danke, warmer Tee … jetzt fließt es überall in mir ganz warm.«

»Möchtest du mal sagen: Mein warmes Fließen im Bauch, ich begrüße dich?« »Ja«! Alisa begrüßt, dankt und liebt das warme Fließen im Bauch und meint dann: »Das ist ein angenehmes Gefühl wie Kraft.« Dann gehen sie gemeinsam die vier Schritte mit der Kraft durch. »Ich soll die Kraft einsetzen für Bewegung, Hausaufgaben und Mama helfen im Haushalt.« Die Mutter schmunzelt innerlich, weil das eher nach dem klingt, was sie selbst ihrer

Tochter immer wieder sagt, und stellt deshalb lieber die offene Frage: »Möchtest du in deiner Vorstellung mal mit dem beginnen, was dir am meisten Spaß macht?« »Ja! Ich mache ein Rollenspiel mit meiner Freundin, das macht uns großen Spaß. Ich bin das Cowgirl, werfe ein Lasso, reite auf dem Pferd durch die Wüste. Und jetzt reiten wir weiter, da gibt es Bäume und viel Grün, Vögel, die Wiese riecht, die Kornfelder sind weiß und gelb. Ich reite zum See, jetzt bin ich angekommen und gehe schwimmen. Es ist frisches Wasser, rein und klar.«

Dann schweigt sie sehr lange, sodass die Mutter fragt: »Wie geht es dir da im Wasser?« Alisa erwidert: »Das ist toll, da ist Freude im ganzen Körper.« Sie begrüßt ihre Freude im ganzen Körper und spricht auch die nächsten drei Schritte der Mutter nach. Auf die Frage »Was kann ich für dich tun?« antwortet sie: »Die Freude kann ich ausnutzen und an alle schicken.«

»An wen zuerst?« »Zuerst schicke ich die Freude an Mama und Papa, dann zu meinem Bruder und dann zu Tante und Onkel, und jetzt auch an die Lehrer und in die ganze Schule. Ich kann sehen, wie das bei den Menschen ankommt. Jetzt bin ich fertig und gehe raus aus dem See, steige aufs Pferd und reite weiter in eine Stadt mit Holzhütten, einem Restaurant, einer Bank. Ich setze mich drauf und esse mein Brot, das ich aus meinem Rucksack hole. Dem Pferd gebe ich Karotten. Es wiehert. Ich verstehe die Sprache des Pferdes. Es sagt, es möchte mit Wasser und einem Schwamm und einer Bürste gewaschen und gebürstet werden. Ich mache das Pferd sauber, kratze seine Hufe aus, streichle es. Es sagt: Schön, dass du mich gewaschen hast. Ich sage: Schön, dass du mich getragen hast. Es ist Abend geworden, ich reite zum Stall zurück. Dort lege ich mich neben mein Pferd ins Heu und kuschle mich ein.«

Als Alisa wieder schweigt, fragt die Mutter: »Wenn dahinter ein Gefühl wäre, wie würdest du es nennen?« »Geborgenheit.« Magst du die Geborgenheit begrüßen? Alisa geht alle vier Schritte der EKT mit langen Pausen dazwischen durch. Am Ende meint sie: »So ist es gut, ich fühle mich wohl.« »Dann darfst du dich noch bedanken.« Das tut Alisa, und sagt: »Danke, Pferd, und danke, meine Geborgenheit.«

Entspannung und das warme Fließen im Bauch haben bewirkt, dass die Selbstheilungskräfte von Alisa aktiv werden konnten.

Alisa tat in ihrer Vorstellung das, was ihr großen Spaß macht. Die Freude, die sie dabei fühlte, konnte sie aktiv an andere Menschen und Tiere weitergeben. Dadurch kam sie aus dem Gefühl, dem Husten ausgeliefert zu sein, heraus und in ihre eigene Kraft. Zusätzlich durften sich Wohlgefühl und Geborgenheit in ihr ausbreiten. Schon in der darauffolgenden Nacht blieben die Hustenanfälle aus. Der kleine Husten zwischendurch störte sie nicht.

Schulterschmerzen (13 Jahre)

Philip ist Einzelkind in normalem Umfeld. Vor einiger Zeit stürzte er im Sportunterricht und klagte danach über starke Schmerzen in der rechten Schulter. Der Arzt konnte nichts finden. Wenige Wochen später fiel er wieder auf die gleiche Seite, aber auch diesmal gab es keine körperliche Verletzung, die den Schmerz hätte erklären können. Nach dem dritten Sturz – auf dem Weg zur Schule – möchte er wegen der Schmerzen zu Hause bleiben. Tagsüber hält Philip seinen rechten Arm permanent gebeugt, um Schmerzen in der Schulter zu vermeiden. Er wirkt sehr angespannt, kann sich schlecht konzentrieren und möchte am liebsten die Schule schwänzen.

In der EKT-Begleitung geht Philip mit seiner Aufmerksamkeit in seinen Körper hinein und schaut, was sich zuerst zeigt: »Meine rechte Schulter meldet sich, sie will zuerst dran, sie sagt: ›Räum mich mal aus. Hier ist alles muffelig und ich bin eine einzige Rumpelkammer. Mach mich sauber und richte mich neu ein. Ich will hell und modern eingerichtet sein.‹« Der Begleiter fragt: »Möchtest du das mal in deiner Vorstellung tun?« Das tut

Philip mit Freuden und beschreibt, was er macht: »Ich räume die rechte Schulter ganz aus, schmeiße alles in einen Container, und dann putze ich, fege und wische durch. Es gibt neue Fenster und neue Farben an den Wänden. Dann kommen eine moderne Couch und ein Flatscreen rein.« Der Begleiter möchte am Ende von Philip wissen, wie es jetzt seiner rechten Schulter damit geht. Darauf antwortet Philip: »Die Schulter sagt: ›Gut, ich fühle mich nun richtig wohl. Ich möchte, dass das so bleibt.‹« Der Begleiter: »Und wie kann das geschehen?« Philip ist ganz still und lauscht nach innen. Nach langem Schweigen sagt er: »Ich verspreche dir, Schulter, dass ich deinen Raum sauber halten werde – und ich schaue jeden Tag nach dir. Aber jetzt drückt es in meiner linken Schulter.« Auch seine linke Schulter wünscht sich Aufmerksamkeit und dass er auch täglich nach ihr schauen möge.

Nun schweigt Philip lange Zeit, sodass der Begleiter schließlich fragt: »Und wo bist du jetzt?« »Ich bin wieder zur rechten Schulter gegangen, weil die weh tut, sie sagt: ›Ich will hier raus. Ich will endlich raus. Ich habe keine Lust mehr. Ich will ans Meer, wo es warm ist, mit Palmen und Liegestuhl. ‹« Darauf bietet Philip der Schulter an: »Okay. Geht klar. Du kannst deinen Koffer packen. Ich habe schon gebucht, du musst nur noch ins Flugzeug einsteigen.« Dann sieht Philip, wie der Schmerz mit gepacktem Koffer ins Flugzeug steigt und auf einer Insel mit Palmen landet. Dort sieht er den Schmerz auf einem Liegestuhl liegen und sich entspannen. Der Begleiter fragt: »Und wenn dahinter ein Gefühl wäre, wie würdest du es nennen?« »Es fühlt sich leicht und frei an«, sagt Philip. Er begrüßt die Leichtigkeit und die Freiheit, spürt sie im ganzen Körper und nach dem dritten Schritt betont er: »Ich fühl die Leichtigkeit jetzt in beiden Schultern!«

Nach einer Pause fährt er fort: »Jetzt gerade fühl ich mich gut, aber der Schmerz kommt doch bestimmt wieder? Was mache ich denn dann?« Der Begleiter gibt die Frage – und somit die Verantwortung für die Verbesserung – an Philip zurück mit den Worten: »Ich bitte darum, dass mir gezeigt wird, was ich tun kann, wenn der Schmerz wieder da ist.« Die Antwort lässt nicht lange auf sich warten; sie lautet mit Philips Worten: »Ich mach dann wieder sauber in der Schulter und frage den Schmerz, wohin er in Urlaub fahren will, und dann lasse ich ihn ans Meer fliegen, wo er am liebsten ist. Das fühlt sich jetzt gut an.« Der Begleiter fragt: »Ist es in Ordnung, wenn wir damit jetzt zum Ende kommen?« Philip ist einverstanden und sagt nochmal laut: »Danke.« Er steht auf und stellt fest, dass beide Schultern schmerzfrei sind.

Nach der Sitzung ist Philip sichtbar entspannter, fühlt keinen Schmerz und kann seinen rechten Arm besser bewegen. Philip weiß jetzt, dass er seinen Schmerz wie einen Freund behandeln darf. Er kann mit ihm reden, ihm seine Wünsche erfüllen und in seiner Vorstellung mit ihm dort hinfliegen, wo er am liebsten ist: zum Meer. Damit erlaubt er sich, sich gut zu fühlen. Die Mutter wohnte der Sitzung bei und hat sich die EKT-Sätze eingeprägt. Ein Telefonat mit ihr ca. zehn Tage später bestätigt, dass der Junge selbstständig mit seinen Schultern in EKT-Kontakt steht. Sie unterstützt ihn hierbei, indem sie sich mit Philip gemütlich hinsetzt und mit ihm die vier Schritte durchgeht, wenn er wieder Schmerzen verspürt. Beide finden Spaß daran, den Schmerz in verschiedene Regionen in Urlaub schicken zu können.

Was auch immer der Grund für die Stürze und Schmerzen gewesen sein mögen, ist zunächst nicht wichtig. Der Schmerz wurde von Philip angenommen, und er hat eine Lösung gefunden, mit dem Schmerz zu kommunizieren. Dadurch kann er sich in der Schule wieder besser konzentrieren und zu einer normalen Körperhaltung zurückfinden. Durch die EKT hat er einen Weg gefunden, sich selbst (körperlich und seelisch) besser wahrzunehmen und sich selbst nahe zu sein.

Gina klaut (10 Jahre)

Gina lebt mit dem jüngeren Bruder (6 Jahre) mit einer Betreuerin in einer Wohngruppe. Ihr Bruder ist schwer autistisch. Gina hat über mehrere Jahre immer wieder gestohlen. Sie ist u.a. auch deshalb seit fünf Jahren in psychologischer Behandlung. Keine der Sanktionen hatte bisher Erfolg.

Zuletzt hat Gina ein Kind aus der Tagesgruppe überredet, bei sich zu Hause 50 Euro zu klauen und ihr zu geben. Das Kind hat es tatsächlich getan und wurde dabei erwischt. Die Betreuerin geht daraufhin mit Gina zu einem erfahrenen Emotionalkörper-Therapeuten.

Der Begleiter ermuntert Gina, sich einen gemütlichen Platz im Raum zu suchen. Daraufhin setzt sie sich in eine Ecke auf den Boden, umklammert ihre Knie und wartet dort ohne sichtbare Regung ab. Der Begleiter fragt sie: »Wie geht es deinem Herzen jetzt?« Gina schweigt lange Zeit, sodass die Betreuerin Brigitte sich einmischt: »Ich glaube, da ist kein Herz, sie kann nicht weinen und ihr tut auch nichts leid.« Sie hat dabei Tränen in den Augen. Der Begleiter wendet sich Gina zu mit den Worten: »Schau dir mal Brigitte an, kannst du dir vorstellen, warum sie weint?« Jetzt äußert sich Gina zum ersten Mal: »Ja, weil sie traurig ist.« Der Begleiter bekräftigt ihr Gefühl, indem er sagt: »Ja, und vielleicht weil es ihr wehtut, was du gemacht hast. Tut dir vielleicht auch was weh?« Gina nickt, schweigt aber wieder. Daraufhin sagt der Begleiter: »Wenn du möchtest, darfst du dich zu Brigitte setzen.« Sie tut es und fühlt sich sichtlich wohler als in ihrer Ecke. Der Begleiter fährt fort: »Ich hab da mal eine Idee, jeder Mensch hat einen Schutzengel und ich glaube, dass du auch einen hast, stimmt das?« Wieder nickt Gina. Sie spricht dem Begleiter nach: »Mein Schutzengel, ich bitte dich, dass du mir hilfst.« Als sie mit geschlossenen Augen ihren Schutzengel wirklich vor sich sieht, ist sie bereit, dem Begleiter nachzusprechen: »Hallo, mein Schutzengel, ich begrüße dich.« Die Gesichtszüge von Gina entspannen sich und sie spricht auch die nächsten drei Sätze nach.

Auf die Frage: »Mein Schutzengel, kann ich etwas für dich tun?« sagt dieser zu ihr: »Ja, ich könnte bei dir bleiben.« Gina schweigt, sodass der Begleiter fortfährt: »Magst du den Schutzengel mal fragen, wo er am leichtesten in dich hineinkommen könnte?« Gina antwortet: »Er ist in meinem Bauch und darf da auch bleiben.« Der Begleiter spürt, dass die innere Sicherheit und das Vertrauen von Gina so weit gewachsen sind, dass er das aktuelle Problem anzusprechen wagt: »Was meinst du, wollen wir mal dein Klauen begrüßen?« Gina ist einverstanden, geht alle vier Schritte mit dem Begleiter zusammen durch und meint bei dem letzten Satz: Kann ich etwas für dich tun? »Ich weiß nicht.« Der Begleiter fragt: »Und wenn in deinem Körper ein Gefühl wäre, wie würdest du es nennen?« Gina antwortet spontan: »Das tut weh!« und beginnt zu weinen. Jetzt fragt der Begleiter: »Wo fühlst du den Schmerz am meisten?« und Gina meint: »In der Brust, da ist ein feuriger, roter Schmerz. Und jetzt fühl ich auch ganz doll mein Herz. Das Herz hat die gleiche Farbe wie der Schmerz, die sind zusammen.« Sie ist bereit, ihren Herzschmerz zu begrüßen, ihm zu danken, dass er sich zeigt und sogar dem Begleiter nachzusprechen: »Mein Herzschmerz, ich nehme dich in Liebe an«. Auf die letzte Frage: »Was kann ich für dich tun?« umarmt sie den Herzschmerz in ihrer Vorstellung und fühlt sich dadurch weich und warm werden. Der Schmerz wird flüssig und fließt einfach ab, übrig bleibt das offene Herz, in das sie eintritt. Sie sieht, wie ihr Schutzengel schon auf sie wartet und fühlt eine wohlige Wärme in sich aufsteigen. »Hier möchte ich bleiben, hier fühle ich mich wie zu Hause«, meint Gina.

Mehrere Atemzüge lang wartet der Begleiter, bevor er fragt: »Möchtest du dein Herz fragen, wo sich dein Klauen befindet, ob es irgendwo in der Nähe ist?« Gina sagt: »Ja, und das Klauen möchte gerne mein Herz besuchen. Aber die beiden haben keine Idee, wie es weitergehen soll.« Der Begleiter fährt fort: »Dann lass uns gemeinsam die vier Schritte mit der Idee durchgehen.« Gina ist einverstanden und stellt fest: »Die Idee sagt, dass ich für die

Mutter, der das Geld gestohlen wurde, Blumen pflücken könnte und ein schönes Bild malen«. Gina stellt sich vor, wie sie die Vorschläge in die Tat umsetzt und lächelt dabei. »Ich sehe, wie die Mutter sich darüber freut und jetzt möchte ich es auch wirklich tun. Danke, meine Idee.«

Zum Abschluss fragt der Begleiter: »Wie geht es jetzt deinem Herzen?« Gina strahlt: »Ganz toll. Der Schmerz, das Klauen, die Idee sind jetzt alle im Herzen. Der Schutzengel passt auf sie auf.«

Darauf der Begleiter: »Wunderbar. Dann schau noch einmal durch deinen Körper, ob der sich zum Schluss noch etwas wünscht?« Gina antwortet: »Ja, er möchte noch die Freude einladen.« Das tut sie, indem sie sagt: »Ich bitte die Freude, zu mir zu kommen«. Kaum hat sie die Bitte ausgesprochen, kann sie die Freude in ihrer Brust spüren. Um diesem positiven Gefühl noch mehr Raum zu geben, sprechen der Begleiter und Gina alle vier Schritte mit der Freude an. Die Freude bekommt viel Zeit, es sich im Herzen – wo Gina sie am meisten wahrnimmt – gemütlich zu machen. Gina bleibt am Ende noch eine Weile im Arm der Betreuerin liegen und genießt ihr wohliges Gefühl.

Eine Woche später bringt Gina dem Begleiter einen selbst gepflückten Blumenstrauß. Sie erzählt ihm, wie überrascht die bestohlene Mutter über ihren Besuch war. Ihr Bild, die Blumen sowie ihre Entschuldigung habe sie angenommen. Auf die Frage des Begleiters: »Wie fühlst du dich jetzt damit?« antwortet Gina: »Ich hör oft, wie mein Herz klopft. Und dann weiß ich, dass ich nie wieder klauen will. Und meine Freude wohnt jetzt immer in meinem Herzen, die gehört jetzt zu mir.«

Die Betreuerin berichtet in einem Telefongespräch, dass die Kommunikation zwischen ihr und Gina wesentlich entspannter, ehrlicher und liebevoller geworden ist. »Der Druck ist raus«, meint sie und: »Wir gehen respektvoller miteinander um. Gina lässt sich seit der Sitzung gerne von mir in den Arm nehmen, was vorher kaum möglich war.«

Gina hat in der Begleitung selbst einen Weg heraus aus ihrem Teufelskreis gefunden, in dem sie über Jahre gefangen war.

Schlafstörungen (10 Jahre)

Miras aktuelles Problem sind Schlafstörungen, Kopfschmerzen, Konzentrationsstörungen, die sich besonders in der Schule bemerkbar machen.

Mira ist gerne bereit, sich bei ihrer EKT-erfahrenen Tante gemütlich aufs Sofa zu legen und sich ein Tuch über die Augen legen zu lassen, durch das sie noch ein bisschen durchblinzeln kann. Die Begleiterin macht eine kurze Entspannungsübung mit Mira und bittet sie dann: »Schau einmal durch deinen Körper, ob sich da irgendetwas meldet. Das kann ein Druck oder ein Piken sein, nimm einfach das Erste, was du spürst und sag es mir dann.« Nach drei ruhigen Atemzügen meint Mira: »Da ist ein Druck im Kopf.« »Dann wiederhole bitte: ›Mein Druck im Kopf, ich spüre dich.‹« Die Begleiterin wartet und spricht Mira den zweiten und auch den dritten Satz der EKT vor, den Mira laut wiederholt. Nach einer Weile sagt Mira: »Da ist ein dicker Klotz im Kopf, den will ich weghaben.« Die Begleiterin äußert: »Vielleicht magst du ihn vorher einmal begrüßen?« »Ja«, und Mira sagt: »Hallo, mein Klotz im Kopf, ich begrüße dich.« Auch hier spricht sie die folgenden drei EKT-Sätze der Begleiterin nach, bevor sie antwortet: »Der Klotz ist ganz heiß und rot. Ich weiß nicht, was ich mit ihm tun kann.« Die Begleiterin fragt: »Magst du mal sagen: ›Ich bitte um Hilfe und Unterstützung?‹« »Ja«, antwortet Mira, und kaum, dass sie es ausgesprochen hat, äußert sie die Idee: »ich schicke da meinen Engel hin. – Jetzt ist es nicht mehr so heiß, es wird kälter und der Druck geht weg. Er ist fast nicht mehr da.« Die Begleiterin spürt die innere Bewegung, die in Mira vor sich geht und wartet lange Zeit, bis Mira sich meldet und erzählt: »In der Nacht werde ich immer wach und kann nicht wieder einschlafen, morgens bin ich dann müde.« Die Begleiterin spricht Mira vor: »Mein Wachwerden in der Nacht, ich begrüße dich. – Ich sehe sie wie Wölkchen, sie sagen mir, ich soll früher als mein älterer Bruder ins Bett gehen.« Die Begleiterin schlägt vor: »Magst du das mal in deiner Vorstellung tun?« Mira tut es, indem sie innerlich auf die Uhr schaut und sagt: »Es ist erst 9 Uhr, aber ich krabble schon in mein Bett. Das fühlt sich gemütlich an und ich komme schneller in den Tiefschlaf und nicht erst morgens um 5 Uhr.« Nach einer ganzen Weile fährt Mira ohne Aufforderung fort: »Morgens stehe ich zu spät auf, muss dann zur S-Bahn rennen und die Stufen in der Schule hinauf und bin kaputt, wenn der Unterricht anfängt. Jetzt fühle ich mich ausgeruhter.« Die Begleiterin: »Dann darfst du jetzt sagen: Mein Ausgeruhtsein, ich begrüße dich.« Als Mira mit dem dritten Satz das Ausgeruhtsein in Liebe angenommen hat, äußert sie: »Ich fühle mich lebendiger und kann mich in der ersten Unterrichtsstunde besser konzentrieren.«

Das fühlt sich für sie fröhlich an. Sie begrüßt ihr Fröhlichsein mit den Worten: »Hallo, mein Fröhlichsein im Bauch, ich spüre dich. Es krabbelt den Hals hoch bis zum Juchzen und es breitet sich aus bis in die Füße, die wollen hopsen.« Das macht Mira sofort in ihrer Vorstellung. Das Gefühl des Fröhlichseins fühlt sich so gut für sie an, dass sie es bittet, bei ihr zu bleiben. Mira öffnet ihre Augen, hüpft im Zimmer herum und freut sich, dass das Fröhlichsein jetzt zu ihr gehört, und wenn sie es mal vergisst, sie es jederzeit rufen kann.

Höhenangst (13 Jahre)

Justus lebt mit seiner drei Jahre älteren Schwester bei der alleinerziehenden Mutter. Der Vater wohnt in einer anderen Stadt. Justus hat Höhenangst, er kann nicht auf einen Balkon gehen und hinunterschauen.

Er entspannt sich im Sitzen auf dem Sofa und schließt dann seine Augen. Die Begleiterin bittet ihn, den Satz nachzusprechen:

»Hallo, meine Höhenangst, ich begrüße dich.« Nach etwa fünf Atemzügen sagt er: »Ich fühle sie in den Füßen.« Die Begleiterin spricht ihm den zweiten Schritt mit der Ergänzung vor: »Meine Höhenangst in den Füßen, ich danke dir« sowie »Meine Höhenangst in den Füßen, ich nehme dich in Liebe an«. Nach diesem dritten Schritt meint Justus: »Mir wird schwindelig«. Nun fahren beide mit dem neuen Gefühl des Schwindels fort: »Mein Schwindel, ich begrüße dich.« Wiederum nach dem dritten Schritt erinnert sich Justus: »Als ich zwei Jahre alt war, bin ich vom Hochbett gefallen und war ohnmächtig.« Die Begleiterin fragt ihn daraufhin: »Möchtest du mal zu dem kleinen Justus gehen?« Er bejaht: »Ich gehe zu dem kleinen Justus und sage, ich kann dich so gut verstehen, dass du Höhenangst hast. Und du bist vollkommen in Ordnung. Ich nehme ihn in den Arm und sage ihm, dass ich ihn lieb habe.«

»Das nächste Mal könnte ich mich absichern mit einem Seil. Und ich bitte eine Freundin, mit mir zu klettern, sie ist hinter mir. Ich sehe einen Jungen, wie er mit seinem Fuß hängen bleibt, aber er kommt wieder frei. Ich stelle mir vor, ich schaffe es und die Freundin hat es auch geschafft.

Danke mein Körper, ich fühle mich jetzt stark mit dir.«

Für Justus selbst ist es wichtig zu spüren, dass seine Angst eine erklärbare Ursache hat und er sie so besser verstehen und akzeptieren kann. Auf dieser Basis gelingt es ihm, Schritte zu finden, diese Angst kleiner werden zu lassen. Sein Vertrauen, selbst etwas ändern zu können, ermutigt ihn, noch weitere Ängste zu äußern und zu sagen: »Ich kann ja noch mal wiederkommen, ich habe nämlich auch noch Angst vor Spinnen und vor Mathe.«

Eigenverantwortung übernehmen (13 Jahre)

Sophia hat einen insulinpflichtigen Diabetes; das bedeutet für sie, dass sie täglich von ihrer Mutter eine Insulinspritze erhalten muss. Die Spritzerei ist ihr lästig und sie wehrt sich heftig dagegen. Der Kinderarzt schlägt Sophia vor, das Spritzen des Insulins selbst zu erlernen, aber auch das lehnt Sophia vehement ab. Der Arzt zeigt Verständnis für sie und schlägt eine Emotionalkörper-Therapie vor. Darauf kann sich Sophia einlassen, allerdings unter der Bedingung, dass sie alleine dorthin geht, ohne ihre Mutter.

Die Begleiterin unterhält sich zunächst mit Sophia und lässt sich von ihr erzählen, wie sie zu ihrer Krankheit steht. Im Gespräch wird deutlich, wie schwer es Sophia fällt, ihre Krankheit anzunehmen: »Ich fühle keine Krankheit und ich will einfach ganz normal wie alle zur Schule gehen und mich mit meinen Freundinnen treffen. Wenn ich denen erzähle, dass ich mich spritze, wollen die bestimmt nichts mehr mit mir zu tun haben.« Beim Sprechen wird Sophia immer erregter, sodass die Begleiterin Sophia sehr bald vorschlägt, mit der EKT einfach zu beginnen, um zu erfahren, welche Meinung der Körper dazu hat.

Sophia legt sich in Bauchlage auf eine Liege. Mit beruhigenden Worten unterstützt die Begleiterin Sophia dabei, sich langsam zu entspannen. Es dauert etwa 15 Minuten, bis ihr Atem ruhiger wird und sie bereit ist, in ihren Körper hineinzufühlen, um der Begleiterin mitzuteilen, was sich dort als Erstes meldet. Sophia meint: »Ich fühle nichts.« Als sie auch nach vielen weiteren Atemzügen voller Überzeugung meint: »Ich fühle nichts«, schlägt ihr die Begleiterin eine Übung vor. »Ich sage dir nacheinander ein Wort und du fühlst mal, wo du in deinem Körper das Wort spüren kannst. Und das erste Wort heißt ›NEIN‹.« Nach einer Weile sagt Sophia: »Das Nein ist ein großer Schreck, das macht mich ganz eng und wütend.« Die Begleiterin fährt fort: »In Ordnung, und jetzt lässt du das NEIN wieder los und atmest ruhig ein und aus und ich sage dir das zweite Wort, das heißt: ›JA‹.« Nach einer gewissen Zeit antwortet Sophia: »Das JA ist wie eine warme Dusche von oben.« Die Begleiterin fragt: »Ist das eher angenehm oder unangenehm für dich?« »Angenehm«, antwortet Sophia. »Ja wunderbar, magst du mal sagen: ›Hallo, mein angenehmes Gefühl, ich begrüße dich?‹«

Sophia ist nun bereit, diesen und die nächsten drei Sätze der EKT nachzusprechen und meint dann: »In meinem Hals sitzt ein dicker Kloß.« Jetzt begrüßt sie den dicken Kloß, der sich nach dem dritten Satz: ›Ich nehme dich in Liebe an‹ als Wut entpuppt und in ihrem Körper kocht. Nun begrüßt sie die kochende Wut und fragt im vierten Schritt: »Was kann ich für dich tun?« Sie muss nicht lange warten, bis sie spürt, wie die Kraft, die hinter der Wut steckt, sich in Mut verwandelt, genauer gesagt, zu ihrem Lebensmut. Nun spricht sie den Lebensmut mit allen vier Sätzen an und erfährt am Ende bei der Frage: »Was kann ich für dich tun?«, dass sie selbst etwas tun kann, um mit der Krankheit anders umzugehen. Der Lebensmut macht ihr deutlich, dass sie den Diabetes annehmen und bestimmte Maßnahmen finden kann, um ein annähernd normales Leben zu führen. Die Begleiterin ermuntert Sophia, den Lebensmut zu fragen, was er ganz genau damit meint. Daraufhin sagt Sophia: »Ich kann den Blutzucker messen und in der Schule immer etwas zu essen dabeihaben, damit ich nicht unterzuckere.« Die Begleiterin fragt weiter: »Magst du das mal in deiner Vorstellung tun?« Darauf lässt sich Sophia gern ein, sie hat oft genug gesehen, wie ihre Mutter den Blutzucker misst und probiert es nun selbst. Für die Schule steckt sie sich Salzstangen und Traubenzucker ein. »Ich kann das gut selbst machen. Und dann kann ich auch noch das Insulin selbst spritzen.«

Jetzt bittet sie um Hilfe und Unterstützung und spürt ein angenehmes Gefühl durch ihren Körper strömen. Sophia meint: »Ich sehe über mir eine Sonne, ihre Strahlen sind warm, sie fließen in mich rein. Es fühlt sich wie ein Heilungsstrom an.« Die Begleiterin fragt: »Magst du dich beim Heilungsstrom mal bedanken, dass er da ist?« Das tut Sophia und meint: »Er sagt, er will bei mir bleiben«. Die Begleiterin fragt: »Und wie kann das geschehen?« Sophia: »Er sagt, ich soll mich an ihn erinnern, und ich kann ihn immer rufen, wenn ich will. Am besten, wenn ich morgens und abends im Bett liege und die Augen zu habe.« Danach dreht sich Sophia um und liegt noch eine Weile still da, um sich ganz dem Gefühl des Strömens zu überlassen.

Nach drei Wochen erkundigt sich die Begleiterin telefonisch nach dem Befinden Sophias. Sie hört von der Mutter, dass Sophia nach der EKT-Sitzung nach Hause gekommen sei und ihr erklärt habe: »Du brauchst mich nicht mehr zu spritzen, ich mach das jetzt alleine«. Die Mutter erzählt: »Ich war so perplex, dass ich noch ein paar Mal zugeschaut habe, um sicherzugehen, dass sie alles richtig macht. Aber ich konnte sehen, dass sie es wirklich ernst meinte. Wir konnten sogar miteinander lachen und wieder Spaß haben an Dingen, die in der letzten Zeit zu kurz gekommen waren.« Sophia ist aus ihrer kindlichen Hilflosigkeit und Protesthaltung in die Eigenverantwortung gekommen und erlebt diese als kraftvoll. So muss sie nicht mehr täglich gegen ihre Mutter ankämpfen.

Die Mauer ums Herz (15 Jahre)

Jule lebt in einer Patchwork Familie mit zwei weiteren Geschwistern. Sie schwänzt die Schule und zieht sich innerlich zurück. Der Schulpsychologe empfiehlt unter anderem eine EKT-Sitzung.

Nachdem Jule sich mit Unterstützung der Begleiterin entspannt hat, verbindet sie sich still mit ihrer inneren Kraftquelle. Sie sucht lange Zeit in ihrem Körper nach etwas, was sie als Erstes begrüßen möchte und meint dann: »Mein Herz tut mir weh.« Die Begleiterin fragt: »Ist es eher ein Druck oder ein Stechen im Herzen? Wie würdest du es genau formulieren?« Jule antwortet: »Das ist ein starker Druck.« Diesen Druck begrüßt Jule nun mit den Worten: »Mein Druck im Herzen, ich spüre dich.« und spricht der Begleiterin auch die nächsten drei EKT-Sätze nach. Statt einer Auflösung stellt sie am Ende fest: »Da ist eine Steinmauer um mein Herz.« Die Begleiterin fragt: »Möchtest du diese einmal begrüßen?« Jule tut es und sagt nach dem zweiten Satz: »Die Mauer ist da, um mein Herz zu schützen.« Die Begleiterin fragt Jule: »Wann ist denn die Steinmauer als Schutz für dein Herz zu dir gekommen, wie alt warst du da?« Jule antwortet nach einer Weile: »Na, im Kindergarten. Da wurden die Kinder von ihrem Papa abgeholt, aber ich hatte keinen Papa und hab dann immer gesagt: »Mein Papa kommt noch.« Und ich habe immer gebetet, dass er kommen und mit mir nach Hause gehen würde. Aber er kam niemals, da ist die Mauer gewachsen und hat mich geschützt.« Die Begleiterin fragt: »Kannst du sehen, dass die Mauer einmal sehr wichtig war für die kleine Jule? Und magst du dich jetzt bei deiner Mauer bedanken, dass sie dich so gut beschützt hat?« Jule tut dies und weint. Die Begleiterin fragt sie: »Was sind das jetzt für Tränen?« Jule: »Ich bin so traurig.« Die Begleiterin spricht ihr den Satz vor, den Jule wiederholt: »Meine Traurigkeit, ich begrüße dich«. Nach dem zweiten und dritten Satz werden ihre Tränen stärker, sie schluchzt und fühlt den tiefen Schmerz der kleinen Jule von damals, die sie jetzt vor sich sehen kann. Sie geht auf sie zu, die kleine und die große Jule umarmen sich, und die große Jule sagt: »Ich hab dich lieb. Du bist in Ordnung und du darfst so fühlen, ich kann dich so gut verstehen«. Langsam trocknen ihre Tränen, sie nimmt die kleine Jule in ihr Herz und versichert ihr: »Du darfst bei mir bleiben, und ich bin ab jetzt immer für dich da.«

Die Begleiterin sitzt still neben Jule und fragt nach langer Zeit: »Darf ich fragen, was mit deiner Mauer geschehen ist?« Jule antwortet prompt: »Die ist weg. Aber mein Herz fühlt sich nackt an. Ich brauche eine Hülle für mein Herz.« Die Begleiterin: »Dann darfst du darum bitten.« Jule sagt: »Ich bitte um eine Hülle für mein Herz – aber das dauert länger als einen Tag.« Die Begleiterin: »Du hast alle Zeit der Welt«. Jule erzählt nach einer Weile: »An einem Punkt fängt es an und zieht Fäden um das Herz. Diese Fäden sind aus Gold. Das fühlt sich taub und gepolstert an. Es ist eine neutrale Hülle – ohne Wertung. Wenn ich will, kann ich was raus- und reinlassen«. Jule begrüßt diese goldenen Fäden, bedankt sich bei ihnen und nimmt sie in Liebe an. Auf die letzte Frage: »Was kann ich für euch tun?« erfährt sie die Antwort: »Ich kann diese goldene Hülle jederzeit erneuern. Dadurch ist mein Herz geschützt und hat keine Angst mehr, verletzt zu werden. So ist es gut.« Die Begleiterin fragt: »Wenn wir so langsam zum Ende kommen, gibt es noch etwas, was sich dein Körper wünscht?«

Jule fühlt still in sich hinein und meint dann: »Ja, mein Herz fühlt sich noch schwach an, es wünscht sich Kraft.« »Dann darfst du sagen: ›Ich bitte um Kraft für mein Herz‹«. Und nachdem Jule dies laut ausgesprochen hat, nimmt sie wahr: »Weiße und orangene Farbe fließt vom dritten Auge ins Herz wie Milch und Honig. Ich soll es einfach fließen lassen. Ich danke«.

Sie macht einen tiefen Atemzug, nimmt sich das Tuch von den Augen, lacht und hat das Bedürfnis, die Begleiterin zu umarmen. Diese geht herzlich darauf ein.

Es kommt in einer EKT-Sitzung häufiger vor, dass am Ende der vier Schritte ein neues Gefühl, Thema oder Bild auftaucht. Dies kann einen Zugang zu einer tiefer liegenden Schicht/ein Türöffner für eine vergrabene Emotion sein. Nach der Sitzung äußert Jule, sie sei selbst davon überrascht, dass der abwesende Vater jetzt noch eine Rolle gespielt hat.

Wut auf die Eltern (10 Jahre)

Elisa hat mal wieder die Mathearbeit verhauen und auch die Englischarbeit vor ein paar Tagen ist nicht viel besser ausgefallen. Elisa fühlt sich schlecht und ist sehr unglücklich darüber. Als sie ihren Eltern davon erzählt, sagen die: »Du bist faul und hast außerdem nur dein Smartphone im Kopf. Das werden wir dir jetzt eine Woche lang wegnehmen.« Elisa brüllt ihre Eltern an und schmeißt die Tür hinter sich zu, als sie in ihrem Zimmer verschwindet. In dieser aussichtslosen Situation fällt ihr ein, dass ihre Tante Emotionalkörper-Begleitungen gibt. Sie traut sich, sich ein paar Stunden später von der Tante in ihre Wut begleiten zu lassen.

Nachdem sie es sich bei ihr gemütlich gemacht hat, kann sie sich entspannen und in ihren Körper hineinfühlen. Sofort spürt sie die Wut auf ihre Eltern, die in ihrem Bauch rumort. Sie will gesehen und angenommen werden mit allen Gedanken, die auch noch wie ein Vulkan nach oben drängen: »Ich finde es so gemein, dass ihr mir das Wichtigste in meinem Leben wegnehmen wollt, mein Smartphone. Ich fühle mich hilflos, ich will es nicht akzeptieren, dass ihr über mich bestimmt, ich haue ab.« Nun darf sich Elisa vorstellen, wie sie aus dem Haus läuft, immer weiter bis in einen Wald hinein. Dort wird es plötzlich sehr dunkel, es ist unheimlich, sie kann nichts mehr sehen und bekommt Angst. Ihre Tante als Begleiterin fragte sie: »Magst du mal deine Angst begrüßen und ihr danken, dass sie da ist?« Elisa war überrascht, dass die Angst ihr zeigte, dass sie in gefährlichen Situationen ein wichtiger Schutz in ihrem Leben ist und dass sie sich darüber freut, wenn Elisa ihr sagt: »Ich nehme dich in Liebe an.« Bei der letzten Frage: »Was kann ich für dich tun, Angst?« kommt als Antwort: »Kannst du mich ein bisschen kleiner machen? Ich will gar nicht so groß sein und dir Angst machen«. Elisa kann innerlich sehen, wie die Angst immer kleiner wird, wie ein Luftballon, bei dem die Luft rausgeht. Aber ein bisschen Angst hat sie immer noch, denn sie weiß nicht, wie sie durch den Wald kommen soll. Sie sagt laut: »Ich bitte um Hilfe und Unterstützung.« Da kommt ein Engel zu ihr, der so hell ist, dass sie einen Weg erkennen kann. Sie begrüßt den Engel, bedankt sich bei ihm, dass er da ist und nimmt ihn in Liebe an. Auf die Frage: »Was kann ich für dich tun?« antwortet er: »Ich bin jetzt dein neuer Schutz, so kann die Angst klein bleiben. Du kannst mir folgen und mich alles fragen, wenn du nicht weiter weißt«.

Sie folgt dem Engel, der vor ihr hergeht und sehr schnell sieht sie ihr Haus vor sich auftauchen. In ihrer Vorstellung öffnen die Eltern ihr die Tür, nehmen Elisa in den Arm und sagen: »Wir haben dich sehr lieb«. Dabei klopft ihr Herz laut und sie kann spüren, wie auch ihre Liebe zu den Eltern wieder stärker wird. Am Ende kann Elisa den Engel fragen, ob er immer bei ihr bleiben wird und ihr – statt der Angst – bei Mathe und Englisch helfen kann, und er sagt: »Ruf mich, wenn du mich brauchst, ich bin immer für dich da.« Elisa nimmt den Engel in ihr Herz. Er ist jetzt immer bei ihr und unterstützt sie, wenn sie ihn ruft.

Abgrenzung zum Vater (15 Jahre)

Nele lebt seit der Trennung der Eltern vor acht Jahren mit ihrem 19-jährigen Bruder bei ihrer alleinerziehenden Mutter. Sie besucht ihren Vater alle zwei Wochen und fühlt sich dabei zunehmend unwohl. Was sie sich wünscht ist, ein besseres Gefühl von Nähe und Distanz zu ihrem Vater aufbauen zu können.

Im Vorgespräch einigt sich Nele mit der Begleiterin, das Thema im Hinterkopf zu behalten, und mit dem zu beginnen, was sich im Körper zuerst zeigt. Nachdem Nele sich entspannt hat, melden sich zuerst ihre Füße: »Meine Füße sind ganz schwer und kalt.« Die Begleiterin bittet sie daraufhin, ihr nachzusprechen: »Hallo, meine schweren, kalten Füße, ich begrüße euch«, und nach fünf Atemzügen: »Meine schweren, kalten Füße, danke, dass ihr da seid.« Wieder nach fünf Atemzügen spricht Nele ihr nach: »Meine kalten, schweren Füße, ich nehme euch in Liebe an«, und fährt fort: »Jetzt werden sie noch kälter.« Da nichts weiter kommt, stellt sie auch die letzte Frage: »Was kann ich für euch tun?« und hört sofort die Antwort: »Sie möchten springen!« In ihrer Vorstellung springt und hüpft Nele mit ihren nackten Füßen über einen Rasen und meint dazu: »Das fühlt sich schwerelos an.« Die Begleiterin teilt ihr mit: »Dann darfst du jetzt sagen: ›Meine Schwerelosigkeit, ich begrüße dich.‹« Nele wiederholt den Satz, spricht auch den nächsten Schritt nach und schweigt.

Nach längerer Zeit fragt die Begleiterin: »Wo fühlst du die Schwerelosigkeit am meisten?« Nele antwortet: »In den Armen!« Beim dritten Schritt sagt sie dann: »Meine Schwerelosigkeit in den Armen, ich liebe euch … Jetzt beginnt es im rechten Unterarm zu kribbeln! Das wird immer mehr, breitet sich aus … und wandert hoch zu den Schultern.« Die Begleiterin fragte Nele: »Möchtest du das Kribbeln begrüßen oder mit der Schwerelosigkeit weitermachen?« Sie entscheidet sich zu sagen: »Meine Schwerelosigkeit, was kann ich für dich tun?« und fährt fort: »Der Arm wird ganz warm, aber das Kribbeln ist weg, und nun wird meine Hand schwer.«

Da keine weitere Antwort kommt, fragt die Begleiterin: »Wenn dahinter ein Gefühl wäre, wie würdest du es nennen?« Nele erwidert: »Da ist eine warme, schwere Last.« Und so spricht sie der Begleiterin nach: »Meine warme, schwere Last in der rechten Hand, ich begrüße dich.« Nach dem dritten Schritt und einer langen Pause fragt die Begleiterin: »Kennst du diese Last?«, worauf Nele spontan antwortete: »Ja, als kleines Kind hatte ich Angst vor dem Alleinsein. Ich kann mich allein im Wohnzimmer spielen sehen …«. Auf den Vorschlag der Begleiterin hin begrüßt Nele die kleine Nele mit den Worten: »Hallo, kleine Nele, ich begrüße dich!« Auch nach dem zweiten und dritten Schritt bleibt die kleine Nele vertieft in ihr Spiel und schaut nicht hoch. Die Begleiterin fragte Nele: »Kannst du denn heute verstehen, dass sie Angst hat, wenn sie so alleine ist? Fühlst du mit ihr?« Nele bejaht und sagt direkt: »Ja, ich kann dich so gut verstehen – du darfst Angst haben und du bist vollkommen in Ordnung. Jetzt schaut mich die kleine Nele an. Ich berühre sie an der Schulter. Sie wünscht sich jemanden, der da ist. Sie hat Tränen in den Augen. Ich kann ja mit ihr spielen!« Die Begleiterin ermuntert sie: »Ja, ihr habt jetzt alle Zeit der Welt, um zusammen zu spielen und zu machen, was euch Spaß macht.« Nele erzählt daraufhin: »Die kleine Nele holt eine Barbie-Puppe mit schwarzen Haaren. Sie lächelt jetzt. Wir ziehen ihr ein rosa Kleid an und nehmen eine zweite Puppe mit blonden Haaren. Jetzt möchte die Kleine lieber was vorgelesen bekommen: das Conny-Buch vom Bauernhof. Sie legt sich an meine Brust und kuschelt sich bei mir ein, während ich ihr vorlese.« Die Begleiterin fragt: »Und wie ist das jetzt für dich?« »Das fühlt sich sicher und geborgen an.« »Dann darfst du mal sagen: ›Meine Sicherheit und Geborgenheit, ich begrüße euch.‹«

Nele spricht die ersten drei Schritte und erklärt danach: »Jetzt sind die Sicherheit und Geborgenheit in meinen Händen, die Hände wollen Perlen auf eine Kette ziehen, sie wollen gebraucht werden.« Sie fragt beide Gefühle: »Kann ich etwas für euch tun?« und redet gleich weiter: »Beide Gefühle fließen jetzt die Schultern hoch … und hinten an den Schulterblättern langsam den Rücken hinunter bis zum Kreuz. Aber da geht es nicht so richtig weiter.« Die Begleiterin meint zu ihr: »Dann sag doch mal: ›Ich bitte um Hilfe und Unterstützung.‹« Das tut Nele und spürt, wie beide Gefühle über den Bauch im Herzen ankommen. Das schlägt daraufhin heftig vor Aufregung. Auf Anregung der Begleiterin sagte Nele: »Meine Sicherheit und Geborgenheit im Herzen, ich begrüße euch.« Nach dem dritten Schritt stellt sie fest: »Sie brauchen mehr Platz, es ist zu eng für beide.« Die Begleiterin fragt: »Wie kann das geschehen?« Nele nimmt die Antwort wahr: »Durch Liebe …«, und sie sagt: »Bitte, Liebe, komm in mein Herz.« Dann fühlt sie einige Zeit in sich hinein und sagt schließlich: »Da ist viel Liebe! Und jetzt fließt sie auch ein bisschen über mich hinaus.«

Jetzt wagt die Begleiterin es, das eigentliche Thema anzusprechen: »Auch zum Papa?« Nele bejaht und war damit einverstanden, ihn zu begrüßen und ihm auch dafür zu danken, dass er da war. Dabei stellt sie fest: »Ich brauche Sicherheitsabstand. Er will zu mir und macht einen Schritt auf mich zu – und ich gehe einen Schritt zurück.« Die Begleiterin schlägt vor: »Magst du mal um Hilfe und Unterstützung bitten?« Nachdem Nele das getan hat, nimmt sie einen durchsichtigen Schutzschild um sich herum wahr. Zunächst meint sie: »Damit fühle ich mich sicherer … aber der engt mich auch ein. Er gibt mir Schutz, hält mich aber auch gefangen.« Nun ist sie bereit, den Schutzschild mit den vier Schritten anzusprechen. Nach dem letzten Schritt sagt sie: »Ich habe ja die Liebe im Herzen, sie will mein Schutzschild sein. Sie engt mich auch nicht ein, sie gehört zu mir und ist immer da. Der andere Schutzschild hat sich aufgelöst. Ich spüre die Liebe in mir und um mich herum. Danke.«

Sicherheit und Geborgenheit sind anfangs noch sehr flüchtige Gefühle. Dadurch, dass sie im Herzen noch mal extra angesprochen werden, können sie sich ausweiten und bewusst gefühlt werden. Liebe wird als einflussreichste Kraft wahrgenommen. Wenn sie frei fließen darf, ist sie Stärke und Schutz zugleich.

Angst, das Elternhaus zu verlassen (18 Jahre)

Arne hat die Schule ein Jahr vor dem Abitur abgebrochen. Momentan wohnt er bei der Mutter und ihrem neuen Partner, macht aber weder eine Ausbildung noch arbeitet er, um Geld zu verdienen. Das Zusammenleben gestaltet sich sehr schwierig. Die Erwachsenen wünschen sich, dass Arne auszieht und für sich selbst sorgt. Auch er ist mit seinem Zustand unzufrieden und nimmt deshalb das Angebot einer Emotionalkörper-Therapie an.

Nach der Entspannungsphase verbindet sich Arne mit etwas Größerem als ihm selbst, nimmt seinen Körper von innen wahr und schaut, was sich bei ihm meldet. Die Begleiterin wartet geduldig, bis Arne spricht: »In meinem Herzen sehe ich dickflüssiges Lila. Das fühlt sich an wie warmer Joghurt.« Er begrüßt es mit den Worten: »Mein dickflüssiges, warmes Lila in meinem Herzen, ich spüre dich«. Er spricht der Begleiterin auch den zweiten

Satz nach: »Danke, mein dickflüssiges, warmes Lila, dass du dich zeigst.« Und fährt fort: »Das fühlt sich unangenehm an.« Dann schweigt er. Die Begleiterin bittet Arne schließlich, ihr nachzusprechen: »Mein unangenehmes, dickflüssiges, warmes Lila, ich nehme dich in Liebe an.« Nach diesem und dem vierten Satz: »Kann ich etwas für dich tun?« hört er innerlich die Antwort: »Beweg dich vorwärts, treibe Sport.« Die Begleiterin fragt ihn: »Und wie kann das geschehen?« Daraufhin beschreibt Arne, wie er sich vorstellt, in einem See weit hinauszuschwimmen und wie wohl er sich dabei fühlt. Er spürt, wie das Schwimmen und das Wohlgefühl das dickflüssige Lila zum Fließen bringen. Er genießt diesen Zustand einige Minuten lang und sagt dann: »Ich stehe auf der Klippe am Meer und strecke meine Arme aus und rufe: ›Freiheit, ich begrüße dich‹; Ich spüre die Freiheit in meinen Handflächen, sie breitet sich in mir aus und bittet mich, bei mir bleiben zu dürfen. Ich bin einverstanden und fühle, wie die Freiheit mich auf meinem neuen Weg unterstützen kann.«

Dann sieht Arne einen neuen Weg vor sich, der ihn wieder zum Lernen führen kann. Er geht diesen Weg in seiner Vorstellung entlang und erkennt: »Es wird schwer für mich zu lernen. Es wird aber nicht schwer, weniger mit meinen Kumpeln abzuhängen, wenn ich nicht mehr zu Hause wohne. Dann fühle ich mich freier und brauche keine Protesthaltung mehr gegenüber meinen Eltern einzunehmen. Es wird anders sein.« Die Begleiterin stellt die Frage: »Wie wird es anders sein?« Arne meint: »Weiß ich nicht.« Die Begleiterin schlägt ihm vor zu sagen: »Ich bitte um Hilfe und Unterstützung.« Nach etwa fünf tiefen Atemzügen erzählt er: »Es wird ganz weiß um mich herum und ich sehe Bücher für mein Selbststudium. Mein Einstieg wird ein anderer; es gibt niemanden, mit dem ich ein Problem habe. In der Schule wollte ich immer cool sein. Im Matheunterricht habe ich nichts verstanden und fühlte mich unwissend, da konnte ich nicht mehr hingehen.«

Die Begleiterin fragt: »Möchtest du einmal die Bücher begrüßen?« Arne geht die vier Schritte nacheinander durch und sagt schließlich: »Im Herzen fühle ich mich stark und begrüße meine Stärke. Sie ist hell, gelb und weiß und es pritzelt überall. Ich will sie bei mir behalten und nehme mit ihr eine aufrechte Körperhaltung ein.« Auf Anregung der Begleiterin fragt Arne: »Meine Stärke im Herzen, wie kannst du bei mir bleiben?« und erhält die Antwort: »Ich soll mich jeden Tag an dieses Gefühl erinnern. Das schaffe ich durch Meditation, die ich früher mal gemacht habe und dann nicht mehr. Meine Energie der Stärke spüre ich jetzt im ganzen Körper, auch um mich herum, als würde sie überschwappen. Sie sagt, ich brauche kein bisschen abzugeben an die Leute, die ich treffe und die sagen, dass sie etwas davon haben wollen. Ich danke und genieße das neue, starke Gefühl.«

Arne hat zwei Monate nach dieser Begleitung eine Wohngemeinschaft gefunden und konnte die Miete und seinen Lebensunterhalt selbst durch einen Job finanzieren. Er bat um weitere EKT-Begleitungen, die ihn auf seinem eingeschlagenen Weg unterstützten. Mit 20 Jahren schaffte Arne es aus eigener Kraft heraus im Selbststudium – ohne Lehrer bzw. Abendschule – das Abitur zu bestehen.

Zum Schluss

Liebe Leserin, lieber Leser,

Danke, dass Sie so offen waren, dieses Buch zur Hand zu nehmen und zu lesen! Nun haben Sie unsere Methode der Emotionalkörper-Therapie kennengelernt und können, wenn Sie es wünschen, sofort beginnen, Ihre ersten eigenen Erfahrungen im Alltag damit zu machen. Trauen Sie sich das ruhig zu!

Eine jede neue Entwicklung beginnt mit einem ersten kleinen Schritt. Und eine jede neue Erkenntnis in unserem Herzen verändert unser Denken, Fühlen und Handeln ein wenig.

So kann es sein, dass dieser erste kleine Schritt ganz von selbst geschieht, ganz ohne Absichten oder weitere Vorsätze. Beobachten Sie sich doch einfach in der nächsten Zeit etwas genauer: Vermutlich bewerten Sie die eine oder andere Situation nun anders als zuvor.

Vielleicht werden Sie nur das Wörtchen »Nein« nicht mehr so ohne Weiteres über die Lippen bringen, oder Sie gewöhnen sich an, öfter Dankeschön zu sagen. Es mag sein, dass Sie auf Ihre nächste kleine Blessur, wie sie im Alltag manchmal vorkommt, anders reagieren als sonst und sich sagen: »Schmerz, ich spüre dich, ich nehme dich in Liebe an.« Vielleicht bekommen Sie überraschend Besuch von einer guten Freundin, die sich in einer Herzensnot an Sie wendet. Statt nach einem gut gemeinten Rat zu suchen, bitten Sie sie vielleicht, einmal zu sagen: »Verzweiflung, danke, dass du dich zeigst.« So und ähnlich berichten uns Menschen über ihre Anfänge mit der Emotionalkörper-Therapie – sie geschehen einfach, ganz unspektakulär und spontan.

Später dann, wenn Sie erfahren haben, wie zuverlässig dieser neue Umgang mit den Gefühlen zu heilen vermag, und wie sehr er unsere Herzen öffnet, verabreden Sie sich möglicherweise mit Freunden, um diese Methode etwas gezielter anzuwenden.

Eine gute Möglichkeit, herauszufinden, wie die Emotionalkörper-Therapie sich anfühlt und wie sie wirkt, ist es natürlich, wenn Sie sich an eine erfahrene EKT-Therapeutin wenden, in dessen Begleitung Sie die EKT zunächst an sich selbst erleben können.

Auf der Internetseite www.emotionalkoerpertherapie.de finden Sie weiterführende Informationen zu unserer Methode. Sie können mit uns Kontakt aufnehmen und sich über die Ausbildungsmöglichkeiten informieren.

Uns selbst hat diese Therapie so viel Wachstum, Gesundheit, Lebensfreude und Einsichten in das Leben gebracht, dass wir uns gerne zur Verfügung stellen, um diesen Wachstumsprozess mit Ihnen zu teilen.

Herzlichst
Ihre Susanna Lübcke und Anne Söller

Danksagung

Dankbarkeit empfinden wir, wenn wir uns an die Entstehungszeit der Emotionalkörper-Therapie erinnern. Zusammen mit Dr. Dorothea von Stumpfeldt waren wir zu dritt auf der Suche nach einem alternativen Heilverfahren als Ergänzung zur gängigen Medizin. Über mehrere Jahre experimentierten, entdeckten und entwickelten wir auf diese Weise die Emotionalkörper-Therapie.

Imke Haack und Corinna Söller gaben uns kooperative und motivierende Unterstützung beim Entstehen des Buches und trugen durch ihre professionellen Anregungen wesentlich zum Gelingen des Buches bei. Dafür sind wir ihnen von Herzen dankbar.

Zum Entstehen eines Buches gehört auch die praktische Umsetzung. Harvey Miller stand uns stets mit seinem geschickten Verständnis liebevoll zur Seite. Von Herzen Dank dafür.

Die Kenntnisse und das Einfühlungsvermögen für die Probleme von Kindern und Jugendlichen erhielten wir überwiegend von Jana Söller. Sie selbst ließ sich 25-jährig zur Emotionalkörper-Therapeutin ausbilden, um ihre Freundinnen und Freunde auf dem Weg in ein glückliches und gesundes Leben zu begleiten. Wir danken ihr für die große Offenheit, Begeisterung und ihre zahlreichen Beiträge, die den Inhalt des Buches bereichern.

Große Dankbarkeit empfinden wir unserer Lektorin Sonia Gembus gegenüber und dem gesamten Team des Kösel-Verlages.

Unser besonderer Dank gilt allen, die während der Ausbildung zur Emotionalkörper-Therapeutin mit uns aufschlussreiche Gespräche geführt und mit ihrem Feedback Anregungen gegeben haben.

Tiefen Dank empfinden wir gegenüber all denjenigen, deren Fallbeispiele wir in diesem Buch veröffentlichen dürfen.

Dr. med. Susanna Lübcke
Ärztin, Allergologin

Anne Söller
Physiotherapeutin, Bobath-Lehrtherapeutin für Kinder und Jugendliche

Über die Autorinnen

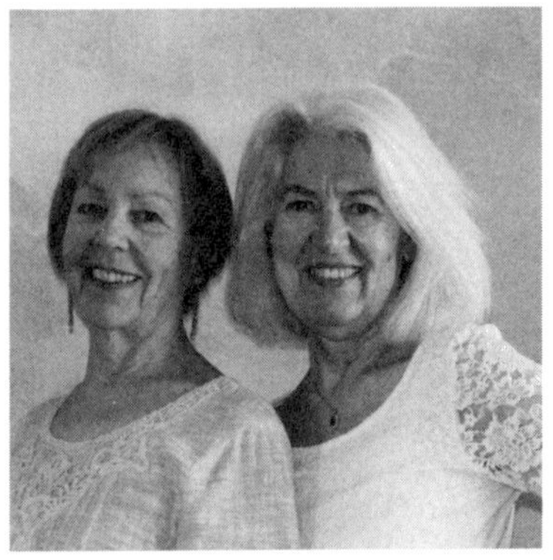

Anne Söller, Jahrgang 1940, ist Physiotherapeutin und Bobath-Lehrtherapeutin für Kinder und Jugendliche. Sie hat zwei Töchter, drei Enkel und lebt in Berlin.

Susanna Lübcke, Jahrgang 1952, ist Ärztin und Allergologin. Sie ist verheiratet und lebt in Oregon und Berlin.

Gemeinsam entwickelten sie vor 30 Jahren die Emotionalkörper-Therapie und bieten neben Therapiesitzungen auch Workshops, Ausbildungsseminare und Vorträge dazu an.

Kontakt

Dr. Susanna Lübcke
P.O.Box 83
Sprague River, OR, USA
harvsusi@earthlink.net
www.emotionalbodyhealing.com
www.emotionalkoerpertherapie.de

Anne Söller
Jagowstr. 20
10555 Berlin, Deutschland
annelebensbaum@gmx.de
www.emotionalkoerpertherapie.de

Download: www.emotionalkoerpertherapie.de/herzmeditation

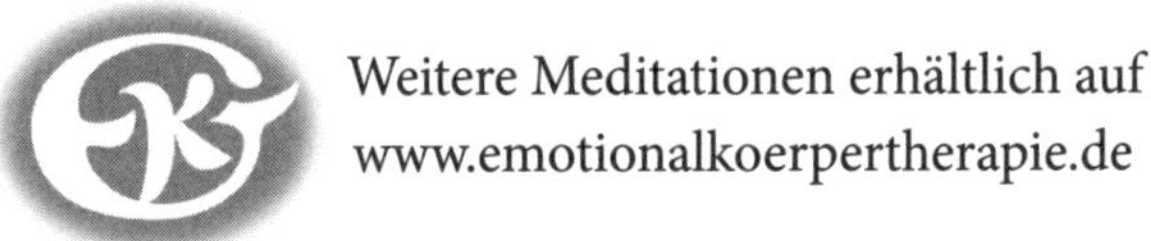

Weitere Meditationen erhältlich auf www.emotionalkoerpertherapie.de